医薬品製造工場の
施設・設備設計のポイント

固形製剤・無菌製剤・バイオ原薬に関連して基本から応用まで

日揮株式会社
井戸 真嗣　中村 健太郎　加藤 泰史 著

じほう

推薦のことば

　かねてより構想されていた「医薬品製造工場の施設・設備設計のポイント」が，このたび刊行される運びとなった。本書は，日揮GMPエンジニアリング講座の講義内容を整理し，書き下ろしたものである。開講以来16年の長きにわたって続いている日揮GMP講座であるが，中でも本書に収載された講義内容は異彩を放っている。「GMPのハードとソフトをバランスよく受講者に伝えたい」という，講座運営者の思いが込められているからに他ならない。

　GMPのハードとソフトの調和は，ともすると縦割りの組織に阻まれて，バランスをくずしてしまいがちである。例えば，エンジニアリング部門と製造部門がお互いの守備範囲を尊重するあまり，ハードとソフトが分離してしまうことがある。その結果，意思疎通が図れないという現象は珍しいことではない。「お互いに両方の基礎知識を持っていれば，問題は起こらなかったのに」というようなことが現実に起きている。

　本書は，そのような問題の解決に役立つ座右の書かもしれない。エンジニアの方にはソフトの部分を補強できる入門書として，製造や品質の方にはハードを知ることで，ソフトの理解を更に深めるための参考書として推薦したい。

　本書は，4章で構成されている。工場設計の基本と背景を俯瞰した後，固形製剤，無菌製剤，バイオ原薬の応用分野における製造工場の要点をおさえている。紙面の都合もあるのだろう。固形製剤は粉粒体の取扱い，無菌製剤は汚染防止，バイオ原薬は培養・精製など，それぞれ優先度の高い側面に焦点を当ててまとめている。

　何よりの特長は，ほとんどの頁に写真や図表を載せていることである。技術的な考察もさることながら，豊富な写真と図解によって，ハードの技術を短時間で効果的かつ誤解なく，読者に伝えるように構成されている。

　GMP関連の本は，文字で理解することが多かった。しかし本書は，目で見てGMP工場を理解するのに役立つ。

　言うまでもなく，「百聞は一見にしかず」である。例えば，一枚の写真の情報量は，本一冊の文字情報をはるかに上回ると言われている。形，色，大きさ，佇まいなど，それを言い表すために使う文字は膨大な数に上る。その文字を長時間かけて読むよりも，写真を見て直感的に判断するほうがはるかに効率的である。人にものを伝えるときに，写真や図表などの視覚的資料を使うことが望まれる所以である。本書はそれを見事に実現している。

　一冊の本で数多くの資料を見ることができる。これが本書の優れたところである。これだけの写真や図表を掲載するために，多くの会社から許可を取りつけた著者らの労力を考えるだけでも，頭が下がる。GMPのハードとソフトのハーモニーを奏でるために，ぜひ手にとって目を通していただきたい一冊である。

2018年6月

西山経営研究所

西山昌慶

序

　日揮は，2002年より製薬会社向けにGMP講座を継続して開催している。

　本講座は1年に複数回実施され，現在多くの回を西山経営研究所の西山昌慶先生を中心とした各コンサルタントの講師により，米国cGMPの各章についてのPIC/S等他の関連するGMPとの対比，実践的な対応等をご講義いただき，更にグループディスカッションを通じ，受講生同士の議論を通じてGMPの基礎をより深く学ぶプログラムとなっており，受講生より好評をいただいている。

　また，日揮からエンジニアリング講座と称し，実務的な医薬品製造施設・設備の設計上のポイントを講義する回も別途設け，こちらも受講生より好評をいただいている。

　一方で，本講座は1年を通したプログラムとなっていることもあり，毎年，講座開始後に参加可否のお問い合わせが複数あるのを都度お断りしている状況でもある。

　このような状況から，日揮のエンジニアリング講座の内容を，より多くの製薬会社の関連する部門の方（工務部門，製造部門，品質保証・管理部門等）へ知っていただくよう，本書を発刊する運びとなった。

　医薬品製造に関する技術的な革新は日進月歩であり，2002年の講座開始時には国内において殆ど普及していなかった，RABS（Restricted Access Barrier Systems），シングルユース，連続生産といった新技術が盛んに使用されるようになってきている。

　規制対応についても，ICH Qカルテット（Q8，Q9，Q10，Q11）が発出され，製造プロセスに対する深い理解によるCQA（Critical Quality Attribute）の管理，QRM（Quality Risk Management）およびPQS（Pharmaceutical Quality System）を基本とした品質システム，日本がPIC/Sに加盟したことによるGDP（Good Distribution Practice）に対する意識等，製品に関するライフサイクルを通じた深い理解が求められるようになってきている。

　このように医薬品製造を取り巻く環境は日々変化していくものであるが，それらに対応するためのエンジニアリング技術の基礎と新技術採用に関するポイントについて，本書が読者の理解を深める機会となれば幸甚である。

　2018年6月20日

日揮株式会社

井戸　真嗣

中村健太郎

加藤　泰史

CONTENTS

第1章　医薬品製造工場の施設設備設計のベース 1

1.1　医薬品製造プロセスの分類 2
1.2　GMP遵守 3
1.3　最近の医薬品を取り巻く背景 4

第2章　固形製剤製造工場の施設・設備設計のポイント 5

2.1　はじめに 6
2.2　固形製剤工場の特徴 6
　2.2.1　粉粒体 6
　2.2.2　バッチ生産 7
　2.2.3　多品種同時生産 7
　2.2.4　工程室での粉じんの封じ込め 7
　2.2.5　容器の存在 8
2.3　工場設計の流れ 9
　2.3.1　設計条件 9
　2.3.2　コンセプト 10
　2.3.3　数の把握 11
　2.3.4　容器の仕様 12
　2.3.5　モノ動線設計 15
　2.3.6　人動線設計 28
　2.3.7　レイアウト作成の基本事項 30
　2.3.8　レイアウト 34
　2.3.9　搬送能力の検証 44
　2.3.10　粉粒体搬送 45
　2.3.11　粉粒体ハンドリングの一般的トラブル対策 48
　2.3.12　空調設計 52
2.4　おわりに 53

第3章 無菌製剤製造工場の施設・設備設計のポイント … 55

- 3.1 はじめに … 56
- 3.2 無菌製剤の種類，製造プロセス … 56
  - 3.2.1 無菌医薬品のガイダンス … 56
  - 3.2.2 最終滅菌法と無菌操作法の違い … 57
  - 3.2.3 無菌操作区域での作業 … 60
- 3.3 生産設備の設計のポイント … 61
  - 3.3.1 秤量 … 62
  - 3.3.2 調製 … 62
  - 3.3.3 ろ過滅菌 … 63
  - 3.3.4 バイアル洗浄・滅菌 … 65
  - 3.3.5 バイアル充填・打栓 … 66
  - 3.3.6 ゴム栓洗浄・滅菌・乾燥 … 67
  - 3.3.7 真空凍結乾燥 … 68
  - 3.3.8 アルミキャップ巻締め … 74
- 3.4 その他の製造技術 … 79
  - 3.4.1 Ready to Use容器 … 79
  - 3.4.2 シングルユース製品 … 81
  - 3.4.3 モジュール式アイソレータ … 83
- 3.5 無菌操作環境 … 84
  - 3.5.1 開放系のクリーンブース … 85
  - 3.5.2 RABS … 85
  - 3.5.3 アイソレータ … 88
  - 3.5.4 無菌操作環境の今後の展望 … 90
- 3.6 ゾーニング … 90
  - 3.6.1 清浄度レベルによる作業所の分類 … 91
  - 3.6.2 グレードA空気の供給／ローカルプロテクション … 94
- 3.7 バリア機能 … 95
  - 3.7.1 設定された環境を恒常的に維持するためのバリア … 96
  - 3.7.2 異なるゾーニング間を貫通する動線に対するバリア … 100
  - 3.7.3 更衣手順／更衣室 … 102
- 3.8 おわりに … 106

CONTENTS ix

第4章 バイオ医薬品用原薬製造工場の施設・設備設計のポイント ……… 107

4.1 はじめに …………………………………………………………… 108
4.2 バイオ医薬品の種類とバイオ医薬品用原薬製造プロセス ……… 108
　4.2.1 バイオ医薬品の種類と主な特徴 ……………………………… 109
　4.2.2 バイオ医薬品用原薬製造施設・設備に関する法規・ガイド … 110
　4.2.3 バイオ医薬品用原薬製造プロセス …………………………… 115
4.3 バイオ医薬品用原薬の施設設計のポイント …………………… 126
　4.3.1 製造環境条件 …………………………………………………… 126
　4.3.2 ゾーニング ……………………………………………………… 127
　4.3.3 停電対応 ………………………………………………………… 134
4.4 バイオ医薬品用原薬の製造設備の設計のポイント …………… 135
　4.4.1 Bio-burden Controlled Process ……………………………… 135
　4.4.2 培養工程における設計のポイント …………………………… 135
　4.4.3 分離工程における設計のポイント …………………………… 141
　4.4.4 精製工程における設計のポイント …………………………… 142
　4.4.5 充填工程における設計のポイント …………………………… 144
　4.4.6 培地調製／バッファー調製工程における設計のポイント … 144
4.5 新技術採用時のポイント ………………………………………… 147
　4.5.1 シングルユース技術 …………………………………………… 147
　4.5.2 ボールルームコンセプト ……………………………………… 152
　4.5.3 連続製造 ………………………………………………………… 154
　4.5.4 モジュール工法 ………………………………………………… 158
4.6 その他の設計のポイント ………………………………………… 160
　4.6.1 製薬用水 ………………………………………………………… 161
　4.6.2 ユーティリティ ………………………………………………… 162
　4.6.3 排水 ……………………………………………………………… 163
4.7 おわりに …………………………………………………………… 164

用語解説 …………………………………………………………………… 165
参考文献 …………………………………………………………………… 171

第1章

医薬品製造工場の
施設設備設計のベース

医薬品製造工場の施設および設備を設計する上での
基本と背景を解説する。

1.1 医薬品製造プロセスの分類

　エンジニアリングの視点で医薬品製造プロセスを分類すると，図1.1のように分類され，局方上の分類，GMP上の分類（例：治験薬製造と商用製造に分類）と必ずしも一致するとは限らない。

　医薬品製造プロセスは，原薬と製剤で大きく異なる。

　適用するGMPも異なるがエンジニアリング上大きく異なる点は，全設備において配管で構成されるものの割合が大きく，重要度も大きいことと思われる（治験初期のような小規模設備を除いて）。例えば無菌製剤の調製設備は配管ボリュームが比較的あるが，無菌製剤製造プロセス全体から考えると一部であり，それに対し原薬は（合成原薬，バイオ医薬品用原薬ともに），製造ラインの配管ボリュームが製剤に比べると圧倒的に多い。

　最近は，抗体医薬品に代表されるバイオ医薬品用原薬製造において，シングルユース技術の適用が浸透しつつあり，固定配管は激減し，液の移送は樹脂チューブを介して行われるようになっているが，その樹脂チューブを同じく配管と考えると，やはりボリュームが大きい。したがって，原薬製造施設・設備設計において，配管のアレンジ，それを考慮した機器配置が最も重要な設計上のポイントとなる。

　一方，製剤製造では最終医薬品を製造することから，医薬品そのものはもちろん，医薬品を保管する製品容器および1次包装の取扱いも重要な設計上のポイントとなり，医

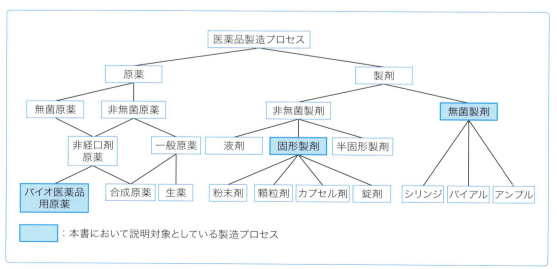

図1.1　エンジニアリング上の医薬品製造プロセスの分類

薬品および製品容器，1次包装を取り扱う製剤機器，搬送機器の配置も重要な設計上のポイントとなる。

　本書では，日揮GMP講座で毎年エンジニアリング講座として実施している，以下の医薬品製造プロセスについて，次章より製造プロセスおよび製造施設・設備の設計上のポイントについて解説する。

　　　第2章　固形製剤
　　　第3章　無菌製剤
　　　第4章　バイオ医薬品用原薬

　3つの各分類のさらに詳細な分類については，各章において解説する。

　上記の分類以外では合成原薬も医薬品製造プロセスとして主要であるが，今後，日揮GMP講座で実施するようになった後，本書への追加を検討したい。

1.2　GMP遵守

　本書を手にされている方は言うまでもないかもしれないが，医薬品を製造するにはGMP（Good Manufacturing Practice）を遵守しなければならない。その対策はハード的対応とソフト的対応で構成され，工場の設計は主にハード的対応を決定する作業である。

　GMPの3原則「人的な誤りの防止」「汚染および品質低下の防止」「高品質を保証するシステムの構築」のうち，前者2つにまたがる事象として「交叉汚染（Cross contamination）」がある。交叉汚染とは製剤設計とは異なる薬効成分が混入することをいい，要因を分類すると以下の4つがある。

　　　・人為的ミス（混同・Mix-up）
　　　・残留（Retention）
　　　・メカニカルトランスファー（Mechanical transfer）
　　　・エアボーントランスファー（Airborne transfer）

交叉汚染以外にも汚染や品質の低下の対象として，

　　　・異物混入
　　　・温度，湿度および光など品質劣化を起こす環境要因の逸脱

などがあり，工場の設計ではこれらをいかに防止するかが最優先課題である。

1.3 最近の医薬品を取り巻く背景

　最近の医薬品製造を取り巻く環境をいくつか以下に列記する。これらを理解していることは工場を設計する上で大変重要であり，設計の与条件の本質を知ると優先すべき課題がわかってくる。

- ・アンメット・メディカル・ニーズに対応した医薬品
- ・受託生産の増加
- ・高活性製剤の増加
- ・薬価の引き下げ
- ・少子高齢化による人手不足
- ・環境負荷の低減

　これらの解説は本稿の本筋ではないので省略するが，以上の要因から最近の製剤工場設計には多品種少量種生産対応，生産性向上，自動化（無人化）の推進，労働衛生の改善および環境負荷低減などが設計に求められてくる。

第2章

固形製剤製造工場の施設・設備設計のポイント

2.1　はじめに

　固形製剤の製造は原料から製品にいたるまでそのほとんどが粉粒体を扱うため，製造設備の設計には粉粒体の性質を理解し，制御することがまず求められる。中でも粉粒体は空中に飛散し他のモノに付着する性質があり，設計では，この粉じんから製造環境をいかに維持するかが重要となる。また粉粒体の均一・均質性を確保するために現在でも工程はバッチ操作が主流であるため，バッチ間をつなぐ容器の搬送・保管方法の検討が必要となる。このように粉体の取扱いが固形製剤工場全体の最適化設計を難しくしている。

　本書では製造プロセスを取り巻く製造環境および工場全体の流れの設計にフォーカスを当て，初級エンジニアを対象に固形製剤工場を構築する道筋をわかりやすく解説した。読者が条件を与えられて白い紙を渡されたとき，その取りかかりから製造エリアの基本的なレイアウトが構築できるまでを流れを追って理解できるようにした。このようにエンジニアリングの観点からの解説であり，造粒や打錠といったプロセスの解説は他書に譲っている。

　後半にレイアウトを組む前の基本知識として固形製剤製造の基本要素である粉粒体のハンドリング方法とそのトラブル対応についても簡単に紹介した。

　なお，固形製剤とは一般に人の口を経由して摂取する薬剤（経口剤）のうち，固体状である製剤を指す（錠剤，カプセル剤，粉散剤，チュアブル，トローチなど）が，本稿では液体を主とした製剤，例えば軟カプセルやシート製剤などは除外させていただいている。

2.2　固形製剤工場の特徴

　まず，いくつかの特徴をあげて固形製剤工場とはどのようなものかを大まかに説明する。

2.2.1　粉粒体

　固形製剤で取り扱う原料および中間品は冒頭に述べたようにそのほとんどが粉粒体で

あり，これが他の医薬品と異なる最大の特徴である。このうち粉体は大変扱いにくい。凝集して固体のように動かなくなることもあれば，液体のように流動することもある。粉体を落下させると通常は山を築くが，流動が良くなりすぎると落下した粉は山を形成せず水と同様に水平に広がる。これらの挙動は構成する物質，形状および粒度分布などさまざまな要因によって異なり，同じ原料であっても製造ロットが異なると挙動が異なることもある。

さらに粉体は運動エネルギーを得て空中に浮遊しやすい。これを粉じんといい，目に見えないサイズの粒子（数μ以下）も飛んでいるため気がつかないうちに機器や床が白くなることも多い。

つまり固形製剤工場は粉粒体および粉粒体から発生する粉じんを制御する設備であるともいえる。

2.2.2 バッチ生産

固形製剤に限らず医薬品は工場で一度に製造される量が1回の投与に対して桁違いに大きい。このため一度に製造された医薬品のどこをとっても各構成成分が同じ比率である均一・均質性が厳密に求められる。この検証が比較的容易であるという理由から現状の製造工程ではバッチ生産が多い。バッチ生産とはあるまとまった量を容器に入れて一度に加工する生産方法であり，反意語が連続生産であることを考えると理解がしやすい。

図2.1に代表的なバッチ生産機械である造粒機と混合機の一例をあげた。両方とも容器型の機械であり，加工前に原料を投入して加工後に取り出す生産方法となる。

2.2.3 多品種同時生産

1980〜1990年代は1品目を大量に生産すればよい工場があったが，最近ではほとんどの工場が多品種の医薬品を製造することが要求される。このためA製剤とB製剤を同時に同じ工場内の別の生産機械で製造するといったことが日常的に要求されている。

2.2.4 工程室での粉じんの封じ込め

医薬品は設計されていない他の薬効成分が混入すること（交叉汚染）があってはならない。粉粒体は先述のように粉じんが発生し付着する。この現象をエアボーントラン

第2章　固形製剤製造工場の施設・設備設計のポイント

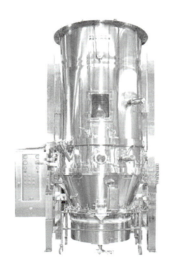
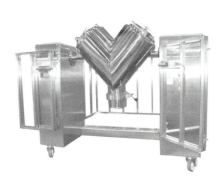

　　フロイント産業株式会社ウェブサイト[21]より引用　　　株式会社徳寿工作所ウェブサイト[22]より引用

図2.1　バッチ式機器

　スファー（Airborne transfer）と呼び，いくつかある交叉汚染の大きな要因の1つである。先に述べたように多品種を同時生産しなければならない工場にあっては，エアボーントランスファー対策は大変重要となっている。

　この対策として作業現場を空間で区切りその中に粉じんを封じ込めるという手段が取られている。この空間を工程室などと呼ぶ。固形製剤工場のレイアウトはこのような小さな部屋が数多く存在するのが特徴の1つとなっている。また交叉汚染防止もさることながら，効率的な生産のため不要な洗浄対象を増やさないように各工程室には1工程の機械しか設置しないようにしている。これをワンルームワンマシンといい，多品種同時生産する固形製剤工場の原則となっている。

2.2.5　容器の存在

　このように固形製剤の各工程は部屋単位で行われるため，生産される中間品を次の工程室に搬送するための手段として図2.2のような容器が使用されることが多い。容器は次工程を待つまでの保管にも利用されている。

【特徴のまとめ】

　以上述べてきた特徴をまとめると，粉粒体を扱い，均一・均質性を保証することからバッチ生産方式が多く採用され，かつ多品種を同時生産するという要求から交叉汚染防

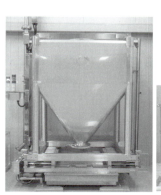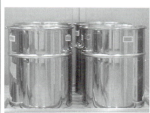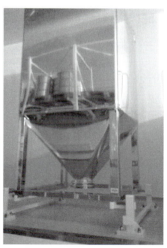

図2.2　固形製剤工場内の容器例

止のために多くの小部屋で区切られ，その間を容器が往来している姿が固形製剤工場である。

2.3　工場設計の流れ

　固形製剤工場を設計する際に筆者が通常行う手順を図2.3に示す。設計とは多くの選択肢を考え，理論をもってその中から1つを選択する作業であるが，このフローの流れに沿って各項目が1つひとつ決定されていくのではない。まだ決定できない項目がある場合，まずその項目を仮決定して先に進み，導かれた結果を見てフィードバックをかけるのである。工場の設計に正解はない。多角的な面から検討し絶えずより良いものに近づけていくのである。以下にフローの各作業を説明する。

2.3.1　設計条件

　工場の操業が1人ではできないように，設計も多くの人の知識を集める必要があるため，まず工場設計に携わるメンバーを集めてプロジェクトチームを編成する。設計に携

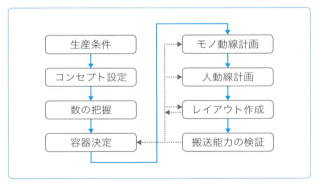

図 2.3　固形製剤工場設計の流れ

わるメンバーは生産プロセス担当のメンバーから以下のような設計条件を収集する。

　剤形，プロセス，品種数，生産量，ロットサイズ，生産機器タイプ，生産機器サイズ，バッチ式機器のサイズ・生産に要する時間，連続式機械の生産能力，活性度，吸湿性などの特性，原料・中間体の使用期限などがある。これらは設計者が持ち得ない情報であるが，設計のプロセス担当側は何が設計に必要であるかを明確に知っていることが少ないため，設計者側から明確に欲しい項目を提示することがスムーズな設計につながる。

　工場設計は幅広い知識が必要となる上に，管理（設計管理，スケジュール管理およびコスト管理）もパワーが必要なため，条件の集約業務も含めエンジニアリング会社など外部リソースに委ねることも有用である。

2.3.2　コンセプト

　コンセプトとは工場を持たれる方，使われる方，時には設計者も加わって作られる，新工場に期待する項目を明確に表す単文である。例えば，「より効率の良い工場」「3極GMPに対応できる工場」や，最近では「環境に優しい工場」「従業員が気持ちよく働ける工場」などがある。これらの内容は設計をする上で注力していく箇所や選択肢を絞り込む際のよりどころを与えてくれるものであり，プロジェクト開始前の大事なプロセスである。

　またコンセプトはできる限り新工場に関係する皆の意見を反映するほうが良い。コンセプト作りに参加されると完成した工場に納得感を得やすく，さらに設計前に新しい工場の姿を考え共有する作業自体，プロジェクトメンバーの一体感を醸成するという効果ももたらすためである。

2.3.3 数の把握

　先に収集した設計条件でおおよその規模は把握できるが，レイアウト作成には工場の各構成要素の数（必要な設備数，保管容器数および物流搬送機器数など）を正確に把握する必要がある。これは1品種製造の工場であれば生産量を設備の製造能力で割ることにより簡単に計算できる。しかし多品種生産では設備やプロセスが多種あるため各工程の単純割り算では，前後工程の関係がわからず必ずしも正しい結果が出るとは限らない（図2.4）。

　そこで正確な数の把握のためには生産タイムチャートを作成することが必須となる。通常設計条件として与えられる工場の生産能力は年間生産量であることが多いので，検討するタイムチャートの期間も同期間（1年）とするのが良い。しかし手作業でタイムチャートを作成する場合は，品種数が多いと作業量が膨大となるため2カ月程度を典型例として作成し，その期間に見合った生産量（季節生産などでない場合は年間生産量の6分の1）の生産ができることをもって工場の生産能力を検証する。それでも品種数が多く手作業で実施するのも困難となる場合がある。このような場合，たとえタイムチャートができたとしても1回の作成に時間がかかりすぎるため条件を変えて複数回検討することが難しく，それが十分条件であるかまでの検証ができないことが多い。そこでこのような多品種生産工場の能力検討には，数多い情報処理を得意とするコンピュー

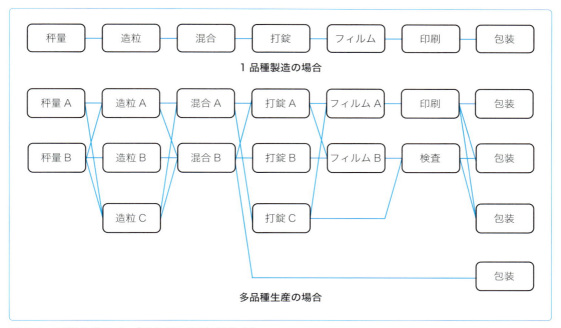

図2.4　工程の進み方（四角は工程室を表す）

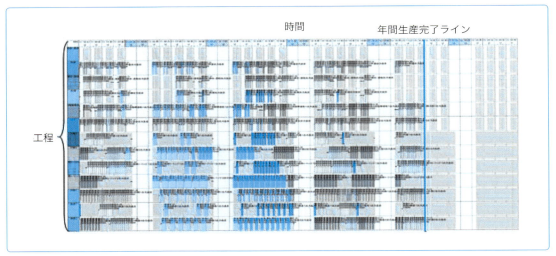

図2.5　生産シミュレーションガントチャート例

タシミュレーションが適しており，そのようなソフトが市販されている。図2.5はあるシミュレーションソフトで作成した製造タイムチャート（ガントチャート）の一例である。コンピュータ処理も最適解を提供するわけではなく，作成速度が速いため，条件を種々変えて検討でき，必要十分（最適）解に近づけることが可能となるのである。

2.3.4　容器の仕様

　固形製剤工場では容器の仕様が品質を守り工場全体の特徴を決定し，ひいては作業性，生産性までも左右する。先述のように固形製剤工場内では容器が生産物流の単位であるため，その仕様が工程内のハンドリング方法や工程間の搬送方法と密接に関係するためである。

　たとえば少品種大量生産工場に1ロット分を複数缶に入れる小型容器を選択した場合，収缶作業だけでも時間のロスが発生し生産性が悪くなる上，最大の異物源である人の関与時間が増えて異物の混入リスクが高くなる。このように生産対象によって適切な容器仕様を決定する作業は固形製剤工場設計の中で重要な位置を占める。

(1) 容器に求められる機能

　容器に求められる機能とは何か。容器は中間品の搬送および保管に用いられるため，その間で品質が損なわれないようにすることが求められる機能である。基本的な機能としてまず容器はある程度密閉できることが要求される。また中間品性質によって湿度または酸素などにより変質する場合，気密性を要求される場合もある。

容器自体が異物の発生源とならないことも重要である。容器には劣化や削れが少ない材質を採用する。このため比較的安定なステンレス鋼が多用される。さらには残留が起こりにくいよう内側表面を平滑にすることも重要である。ただしステンレス鋼を研磨すると微視的に傷が残るためその内部に研磨材などが入り込み，使用時にそれが異物となってしまう。この発生がないように初期使用する前に十分な洗浄が必要である。微視的な傷を浅くするための電解研磨（EP：Electric Polishing）を施す場合もあるが，筆者は中途半端な電解研磨をするより十分な洗浄を施すほうが異物除去効果があるというテストデータを得ている。元々研磨しなくとも表面が光沢のあるBA材という圧延材を使用するとこのような問題がなく良い。

最近では樹脂でできた容器を用いる場合も出てきた。使い捨てで洗浄を不要とできるが，ランニングコストが高価になると思われる。

混同の防止から容器には内容物を特定できる目印を付ける必要がある。容器表面に内容物を文字で表示するか容器にID番号を付け，別途内容物と番号を紐付けて管理する。バーコードはID番号などの読み取り手段として簡単であるため多用されている。

(2) 容器タイプ

容器タイプは大きく分けて2種類ある（図2.6）。底弁付き容器と底弁なし容器である。底弁付き容器はホッパー部と弁を下部に持ち，上部に投入口を持つ。底弁なし容器は上部の開口のみであり，多くは蓋を持ったいわゆるドラム缶タイプである。2タイプの大きな違いは，底弁なしタイプは排出時に反転しなければならない点であり，底弁付きタイプは反転することなく排出が可能である。

なお，変わり種として図2.7のようなコンテナもある。（a）は上部にのみ開口がある

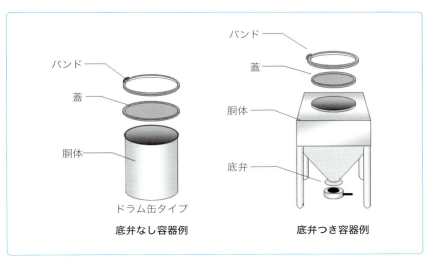

図 2.6　容器タイプ

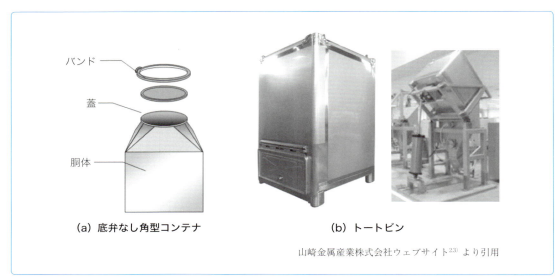

(a) 底弁なし角型コンテナ　　　(b) トートビン

山崎金属産業株式会社ウェブサイト[23]より引用

図 2.7　特殊な容器

という点では底弁なしタイプに分類できる。また底弁付きの容器にも (b) のような底弁が側面の扉になっているトートビン（商品名）というものもある。この容器にはホッパー部がなく排出時は傾ける。

底弁なし容器は人手作業で使用できるように取り回しがしやすい小型の容器とすることが多い。これとは逆に底弁付き容器は自動化目的で使用することが多く、特に混合はそのまま混合機で把持して回転することでプロセスが進むことが多いため（図2.8）多用されている。角型の容器は斜めに回すことで粉体が角型の角で分散と集合を繰り返され混合を促進する。丸型の容器は内部にプレートなどをあらかじめ入れることで同様の効果を得る。概して後者のほうが容器への粉体の充填率が高くできる。

なお、「容器」の呼び方であるが、この他にも「缶」、「コンテナ」、「ビン」などさまざまな呼び名があり、いずれもよく使用されているが、日本で「ビン」は商標であることが多い。欧米ではIBC（Intermediate Bulk Container）が通称である。

(3) 容器容量の注意事項

容器容量に関しての注意事項がある。容器の容量は容器高さに影響し、容器高さは部屋の高さや建築の階高に直接影響するため、特に注意が必要である。容器に中間品などを収容する場合、人手作業であれば問題はないが、自動で実施する場合は何も対策をしないと収缶容量が容器の全容量よりかなり小さくなることに注意が必要である。

粉粒体を上部から落下させると通常は山を形成し、山の頂点が投入口に到達した時点でそれ以上収缶ができなくなる。山と水平面がなす角を安息角と呼ぶが、これが大きくなるほど山の高さは高くなりそれだけ粉粒体が充填されない容量が大きくなる。図2.9

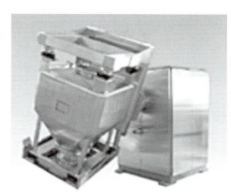
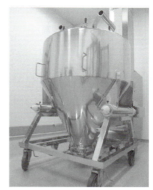

角型コンテナ混合機　　　　ボーレ混合機（プレート内蔵）

東洋ハイテック株式会社ウェブサイト[24]より引用

図2.8　コンテナ混合機

　に一例として角型底弁付き容器に安息角45°の粉粒体を充填した場合の全容量に対する収缶容量（NET容量）の割合（充填率）を示した。この例では容器の全容量が小さいと充填率は40％程度しかない。全容量が大きくなるに従い充填率も大きくなるが，この容器で混合する場合は充填率が頭打ちとなるので注意が必要である。粉体によるが一般的には角型容器で65％程度が上限とされている。

　粉体の特性値に関しても注意事項がいくつかある。まず安息角とは粉粒体を自由落下させたときに形成できる山の角度を指すことであって，粉粒体が壁などにもたれかかって作る山の角度は安息角よりも通常大きな角度となることである。したがって，設計時には実際に投入する形態に合わせて山の角度を把握する必要がある。

　もう1点は嵩密度（単位重量あたりの容積，L/kg）に緩み嵩密度と固め嵩密度があることである。嵩密度は一般的に使用される医薬の原料・中間品において粉体は0.3〜0.6程度，錠剤，カプセル剤は0.7〜0.8程度である。このように粉体の嵩密度は幅が広く，容量計算のために設計条件として入手する必要がある。もし両者がわかっているなら緩み嵩密度を使用するが，正式な数字がなく荷姿から計算された嵩密度であればそれは固め嵩密度に近い可能性があり，少し余裕を見なければならない。実際に容器に投入したときの容量は緩みと固めの両者の中間の値になる。

2.3.5　モノ動線設計

　工場内には多くの流れが存在し，それにより生産が成り立っている。言い換えれば流

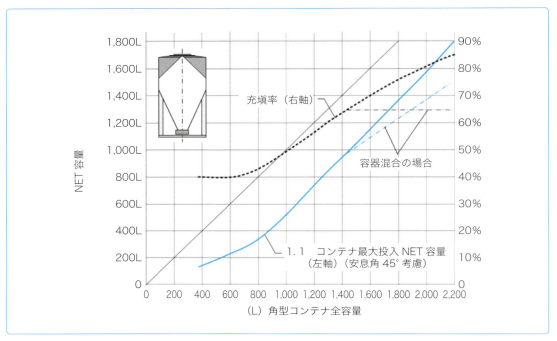

図 2.9　底弁付き容器の充填率

れ自体が生産を支配するといえ，モノの流れと人の流れがレイアウト構築に大きな影響を与える。ここでモノとは原料・資材から中間品および製品を指す。モノの流れは固形製剤工場の骨格を決め，容器のタイプと合わせて工場の生産性，品質までにも影響する。本項ではまず工場全体の構造に最も影響が大きいモノの投入方法と搬送方式をいくつか紹介し，品質確保の観点からのモノ動線の取り方を説明していく。

(1) 投入方法による分類

固形製剤工場は各工程への原料・中間品投入方法によって設備を展開する方法が3つに分類できる。

①水平方式

容器を工程室内で持ち上げ，生産機械に投入する方式を水平方式という（図2.10）。容器の工程室間搬送が水平的に行われることから水平方式と呼ぶ。また容器が移動しては工程室内で持ち上げては落ち，移動しては持ち上げて落ちる姿からまたの名をカンガルー方式と呼ばれ，最も多くの工場に使われている。水平方式は汎用性があるが工程室内で容器を取り回さなければならないことから，工程室面積が比較的大きくなる。

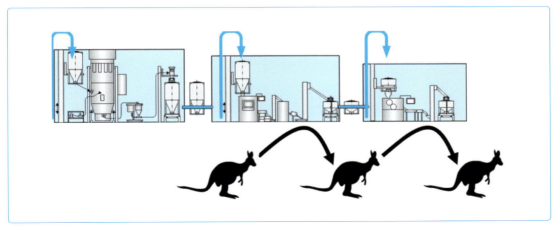

図2.10 水平方式（カンガルー方式）

②垂直方式

　容器を工程室外で上部に持ち上げ，工程室上部から生産機械へ投入する方式を垂直方式という（図2.11）。工程室上部より重力による自由落下を利用することからグラビティー方式とも呼ばれる。工程室を比較的小さくすることができ，また容器を上部の安定した床または架台に固定することができるので安全面でも優位である。比較的大型容器を扱う工場を中心に広がってきた。さらに収缶にも階層使いを採用して3階層とした展開を発明者の名前を取ってロエストコンセプトと呼んでいる（図2.12）。後の項で説明する1990年代から使用されてきたスタッカークレーン方式も上部から投入するためこの方式に分類される（図2.13）。

③工程単位連続方式

　各工程室をホースまたは配管で接続して空気輸送機を使用して生産機械へ投入する方式を工程単位連続方式という（図2.14）。この方式のみ搬送形態が容器ではなく，1980年代頃にあったブロックバスター品などの大量生産には向いていた。しかし中間品を各工程室で持つため追い越し生産やプロセスの分岐が難しく，多品種生産が中心の最近では淘汰されつつある方式である。

　なお，当方式はあくまでバッチ生産方式を配管で接続した方式であり，最近登場している連続製造方式とは異なるので混同しないように注意が必要である。

④各方式比較

　各方式がどのような工場で採用されているかを図2.15にまとめた。横軸に生産する品種数，縦軸に生産量を取る。この図では右下が多品種少量工場，左上が少品種大量工場を示すことになる。計画する工場の性質を当グラフに照らし合わせて設備展開方式を

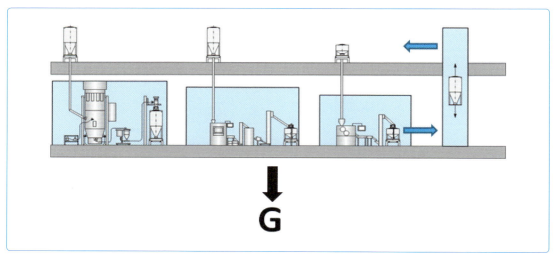

図 2.11　垂直方式（グラビティー方式）

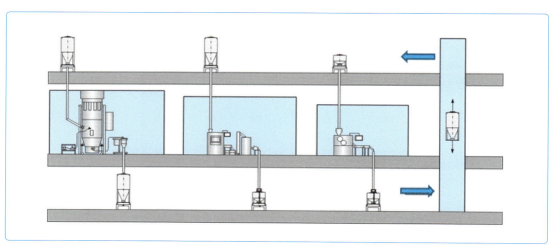

図 2.12　ロエストコンセプト

選択するとよい。
　水平方式は少品種から多品種までカバーするが、比較的少量生産の工場に適している。大量生産では往々にしてロットサイズも大きく容器も大型となり、これを部屋内で持ち上げるのは安全面、工程室内の面積面で不利になるため水平方式は適していない。
　垂直方式はその問題を解消した方式で大型容器を使用する大量生産に向いている。逆に垂直方式を少量生産に適用するとクリーンルームの容積を不必要に大きくし、シュートに付着するロスの割合が相対的に大きくなるなどデメリットが多くなる。
　最後に工程単位連続方式だが、先述したように単品種大量生産向きであり図中では左端の狭い領域が相当する。最近の工場の要求は当図で右側であるため、この方式は使わ

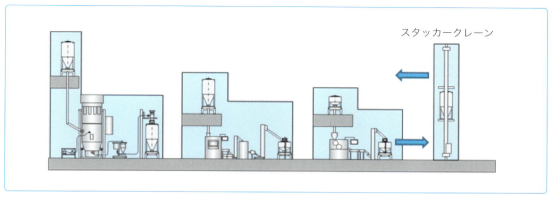

図 2.13　スタッカークレーン方式

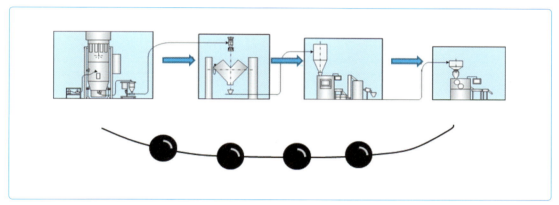

図 2.14　工程単位連続方式（パールチェーン方式）

れなくなってきたことを示している。

(2) 容器搬送の自動化

　固形製剤の製造プロセスの中で容器搬送も工程と理解すると，搬送工程は唯一付加価値を付けない工程であり，このような工程に人が関与するのは人資源の有効利用とならない。また搬送工程は搬送物の価値を損なってもいけない。人が実施することで混同や衝突によるダメージなどのリスクが高まるため，固形製剤工場では生産性向上および品質確保の面からできれば容器の搬送を自動化するのが良いと考えられている。自動搬送により人・モノ動線の分離ができ，工程室内で初めて人とモノが接触することで混同防止につながる。さらに容器高さが人手搬送の際前が見えないほど大きい場合は安全面から自動化すべきであると考える。

　しかし小型容器のみ扱う水平方式工場に自動化は不要とのお考えもあると思う。これを図2.15を利用して説明しておきたい。この図において横軸，品種数が多いということは搬送頻度が多くなることを示し，縦軸，生産量が多いということは工程室が多くな

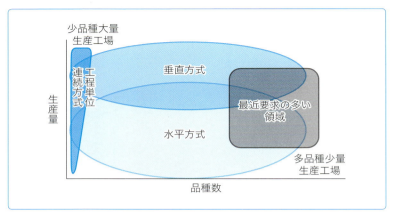

図 2.15　各設備展開方式の特性

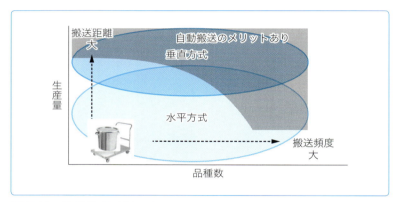

図 2.16　自動化のメリット

り搬送距離が長くなると読み替えることができる（図2.16）。搬送距離×搬送頻度が多くなる同図の右上部分は自動化のメリットが出てくると考えられ，搬送距離は短くとも搬送頻度が多ければ水平方式でも自動化の投資対効果が現れる領域はある。最終的に自動化はこのようなコスト面に加え，人手不足の解消，および最新工場としたいなどのコンセプトなどから総合的に判断することが重要である。

　自動搬送機械の種類と機能は図2.17を参照いただきたい。容器搬送には搬送と保管の2工程あり，これら両方を自動化して初めて省人化となる。種々ある搬送機の中でもこの両者を自動化しやすいタイプは搬送先に動力が不要となるリフト機能を持った搬送設備である。このような自動搬送機械にはスタッカークレーン，AGFおよび一部のAGVがある。

　自動化手段の選択はどれが正解ということはない。いずれも長所短所がある。また自動化は技術の進歩もあり，いまだに新手法が開発されつつある。筆者もさらに良い方式を開発し続けており，最新情報を得て検討すると良い。

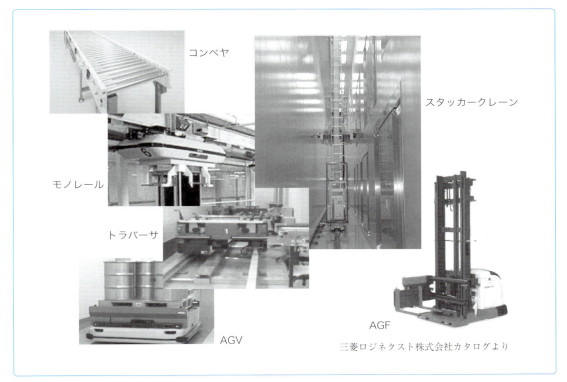

図 2.17　自動搬送機器

(3) AGV搬送

　AGVとはAuto Guided Vehicleの略で，定められた軌道を平面的に移動して容器を搬送する台車およびそのシステムを呼ぶ．軌道は床内に埋め込まれた磁気棒，床上に張られた磁気テープまたは壁面に設けられた反射材にレーザーを当てて割り出す方式がある．レーザー方式は特別にLGV（Laser Guided Vehicle）と呼ぶこともある．いずれも床上に構造物がないことから人も同じ廊下を使用できるメリットがあるが，このことは同時に自動搬送の目的の1つである人・モノ動線の分離の観点からはデメリットとなるため，限られた人しか歩かせないなどの管理ができることを前提に採用している．AGVは水平方式および垂直方式の両方に使用でき，垂直方式に採用する場合は別途垂直搬送機能を必要とする．

　AGVタイプには容器をAGV上に引き込んで乗せるコンベヤ付きタイプ，容器の下に潜り込みリフトアップするタイプおよび牽引するタイプの3種類がある（図2.18）．

　コンベヤ付きタイプは輸送元，輸送先もコンベヤであることが必要で，コストが上がることから一般的に保管の自動化には適さない．リフトアップは容器の下に潜り込みAGV大部分がせり上がって容器を持ち上げて搬送する．変わり種では，AGVより子機が出発しリフトアップして戻ってくるなどフォークリフトの動きと同様な機構を持つ

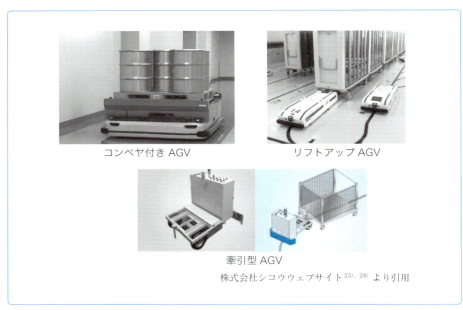

図2.18　各種 AGV

モノもある。牽引タイプは容器にキャスターが付いている必要があるため停止精度が悪いので，輸送先で位置決め精度を要求されない場所に適している。リフトアップタイプと牽引タイプは搬送先にコンベヤが必ずしも必要ないので平面的な自動保管に対応するが，積層はできないので保管効率は良くない。

　AGVの速度は他の自動搬送機に比較すると遅い（人と同じエリアを走行する場合60m/min以下）が，搬送能力は台数でカバーできるため輸送能力で劣劣はない。軌道が分岐できるので停車している台車を追い越せることも輸送能力増にとってはメリットである。また複数の台車が搬送できることは1台が故障してもバックアップが効くメリットもある。

　AGVはバッテリー駆動のため充電時間が搬送の支障にならないことを確認する必要がある。搬送時間帯に充電が必要な場合は複数台車を採用するか急速充電の採用が考えられる。

　バッテリーの寿命は種類および使用方法で幅があるものの数年から十数年程度であり，ランニングコストとして見積もっておくことに注意が必要である。ただし，瞬時電圧低下で影響を受けないことなどのバッテリー稼働のメリットもある。

(4) トラバーサ搬送

　トラバーサはレールの上を走る台車であり，直線的に高速輸送をしたい場合に利用する（図2.19）。レールがあるためモノ専用の搬送廊下となるので動力も集電による方式が採用され，AGVのように充電時間を気にする必要がない。ただしAGVのような追い

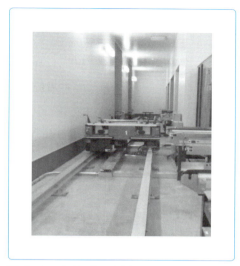

図2.19　トラバーサ例

越しができないため1つの軌道では搬送量にある程度上限があり，2台の台車を採用したとしても単純に能力が倍にはならない。軌道をループにして一方向のみに動かすことで，ある程度搬送能力は上がるがそれでも上限がある。シミュレーションにより上限を把握した上で採用する必要がある。またフォークリフト機能や低床AGVのような潜り込み機能がないので荷の搬送高さが600～700mm程度以下にはならないことにも注意が必要である。

搬送能力が限られるため他の搬送機械の補助として使用することが多い。

(5) スタッカークレーン搬送

　スタッカークレーンとは主に立体自動倉庫で稼働しているクレーンであり，上記で紹介したトラバーサに垂直方向の搬送機能も持たせたような装置である（図2.20）。トラバーサがコンベヤで容器を引き込むタイプであるのに対して，フォークリフト機能を持つため，搬送元，搬送先共に動力が必ずしも必要としない。このため安価な搬送と，さらには安価で空間利用率が良い保管が実現する。立体自動倉庫に採用される所以である。

　20世紀末にスタッカークレーンを搬送専用に採用したのは大塚製薬株式会社徳島板野工場であり（図2.21），以来多くの工場に採用されている（表2.1）。レイアウトはスタッカークレーンの両側に工程室を配置する形となり，設備展開の方式は中間品の持ち上げを工程室外で行い，上階または架台上から供給することから先述のように垂直方式に分類される。

　AGV等を採用した垂直方式では投入階の高さを最大高さの生産機械に合わせなければならず，落下距離が長くなるのに対して，スタッカークレーンは必要な高さに搬送で

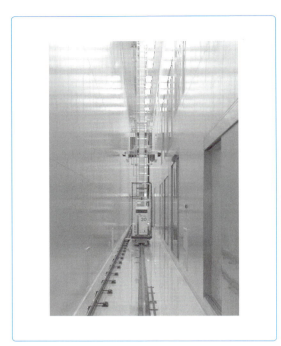

図 2.20　スタッカークレーン搬送

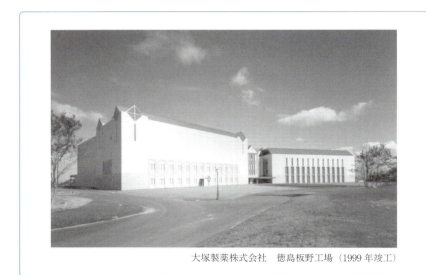

大塚製薬株式会社　徳島板野工場（1999年竣工）

図 2.21　初めて搬送専用スタッカークレーンを採用したプラント

きるメリットがある。このため分級や破損のリスクを低減した供給ができる（図2.22）。またAGVによる搬送では投入階と仕上がり階にそれぞれAGVシステムを必要とするが，スタッカーは1台で両方の容器を扱うこともできるため安価で自動搬送が実現する（スタッカークレーン搬送はこれが発想の原点となり筆者らが誕生させたものである）。

表 2.1　スタッカークレーン方式を採用した工場（一部）（IPJ 要綱集より）

No.	スタッカー搬送採用工場	竣工
1	大塚製薬（株）殿徳島板野工場	1999 年 1 月
2	明治製菓（株）殿小田原工場 5 号館	2004 年 3 月
3	杏林製薬（株）殿能代工場新製剤棟	2006 年 3 月
4	大洋薬品工業（株）殿高山工場第三製剤棟	2007 年 7 月
5	大日本住友製薬（株）殿鈴鹿工場新固形製剤棟	2007 年 12 月
6	塩野義製薬（株）殿摂津工場固形製剤包装棟	2008 年 11 月
7	沢井製薬（株）殿関東工場固形製剤棟	2013 年 3 月

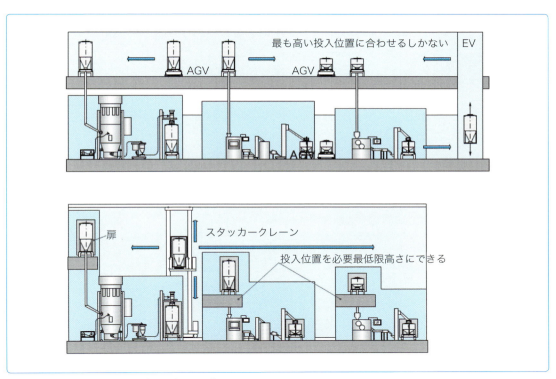

図 2.22　搬送方式による投入高さの違い

しかしスタッカークレーンもトラバーサと同様に 1 軌道しかないため，搬送能力に上限があることを理解しておくべきである。工程室が増えた場合，レイアウト的に複数台のスタッカークレーンを使用し，これらの間はトラバーサまたは AGV で接続することになるが，気をつけなければならないのは，自動搬送機は乗り移りがあると他の搬送の待ち時間が加わるため搬送時間が単純計算より長くなることである。これを避けるためにはスタッカークレーン間の搬送を夜間にするなど，可能な限り複数の搬送機械にまたがらない運用方法にする必要がある。そのためには各スタッカークレーンに保管機能を付

加すると良い。

また搬送先のステーション高さはフォークが抜き差しできれば良いので300mm程度に低くすることができることがメリットの1つであるものの，スタッカークレーン設置フロアはトラバーサの高さと同程度の高さが必要であることも要注意である。

(6) AGF搬送（Auto Guided Forklift）

フォークリフトが無人で動くのがAGFである。AGVに垂直搬送機能を持たせたもので，AGVとスタッカークレーン両者の特徴を合わせた搬送が実現する。

筆者はこれを有効に利用したモールフロー®なる方式も提案している（図2.23）。AGFを生産階の下階に走らせ，搬送先と搬送元の位置のみでフォークを上部に伸ばし容器を出し入れする。スタッカークレーン搬送の場合，スタッカークレーンが存在する廊下は高さの高い縦長の空間となり，人動線や各種ユーティリティーなどがそこを貫通できないデメリットがあったが，モールフローではそれがなくフリーなレイアウトが可能となるのが最大の特徴である。なお，AGFの揚程が十分あればモールフローは水平方式のみならず垂直方式にも対応する。

(7) モノによるメカニカルトランスファー防止

どの搬送方式を採用したとしてもモノの搬送による交叉汚染リスクを低減する対策を

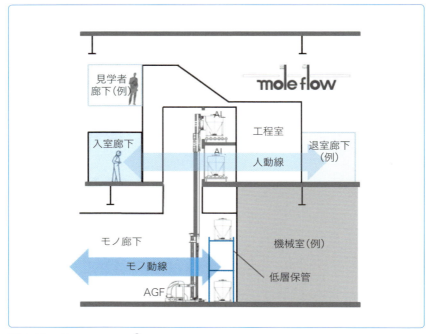

図2.23　モールフロー®

考慮しなければならない。容器の外装に付着した粉体が工程室外で他の容器に移り，本来目的としない工程に入る交叉汚染をメカニカルトランスファーという。人によるメカニカルトランスファーもある（後項参照）。容器からのメカニカルトランスファーは底弁の弁体と外面に付着した粉体が対象となる。

底弁は粉体が通過する際に弁体に付着し，閉じた後も外面に粉が露出しているため，対策が必要となる。特にスタッカークレーン搬送など垂直搬送が可能な方式は搬送対象の容器下に他の容器が存在するのでこの対策が必須であると考える。具体的には工程室から容器を搬出する前に弁体を清掃するかまたそれに加えて蓋やカバーをすると良い。粉体が弁体に付着しにくい構造にしている底弁もあり（図2.24，スプリットバルブ，コーンバルブなど），これらを利用するのも良いが概して高価である上に，完全に付着をなくせるわけではないことに注意が必要である。

容器外面に付着した粉体は，容器が比較的小さい場合は，工程室内で十分に清掃することでメカニカルトランスファー防止が図れるが，大型容器の場合は図2.25のように人手で清掃することは寸法上実際的ではない。そのため，清掃できないほどの大型容器にはそもそも粉体を付着させない設備とすることが重要であると考える。具体的な対策はいくつかあると思うが，筆者は大型容器を粉立ちのする工程室に入れないように設計している（図2.26）。もちろん容器から粉体を出し入れする際の発じん対策は十分施している。

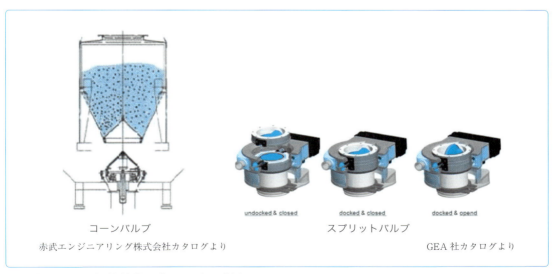

コーンバルブ　　　　　　　　　　　　　　　　　スプリットバルブ
赤武エンジニアリング株式会社カタログより　　　　　　　　　　　　　GEA社カタログより

図 2.24　弁体に粉体付着が少ないバルブ例

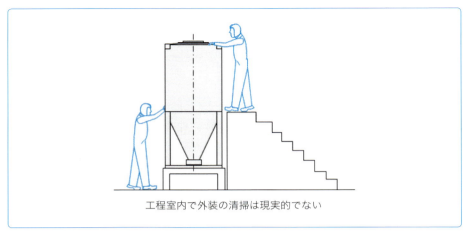

図 2.25　大型容器サイズの例

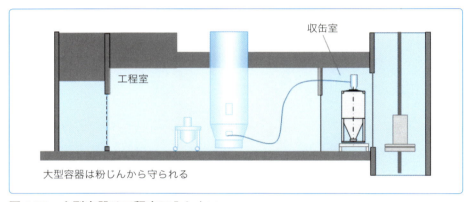

図 2.26　大型容器は工程室に入れない

2.3.6 人動線設計

　工場にはさまざまな人が出入りし目的に応じた動線計画が必要であるが，ここでは製造エリアのレイアウトを作成するという観点から製造作業員の動線計画を解説する。

(1) 廊下

　GMPでは混同防止の観点から他の工程室を通って目的の工程室へ行く動線を禁止している。各工程室への動線を確保するために移動以外の目的を持たない共通の空間が必要となり，これを廊下という。

(2) 更衣

人は製造現場において最大の汚染源である。外部環境から製造環境に異物を持ち込むリスクおよび人自体からの異物発生リスクがある。これを防止するために作業員は作業環境に入る際に更衣を行う。さらに作業員は工程室で粉じんを衣服に付着させ工程室外にそれを持ち出すリスクもあり，これを人によるメカニカルトランスファーというが，このリスクを減らす必要がある箇所で更衣を利用することも考えられる。

このように更衣の目的は異物混入防止と交叉汚染防止の2種類がある。これらを実現する方法として以下の3種類のレイアウトがある。

まず最も一般的なレイアウトとして図2.27に共通廊下レイアウトの例を示した。製造環境入り口に更衣室があり，あとは1本の廊下を設置するのみである。各工程室へ行く作業員も工程室で作業して戻る作業員も同廊下を利用する。工程室からのメカニカルトランスファーが問題ないレベルと判断する場合にこの方式をとる。

粉立ちが多い作業室や高活性製剤を製造する場合などメカニカルトランスファーを防止したい場合には図2.28と図2.29の2レイアウトがある。

図2.28は各室更衣レイアウトで，それぞれの工程入り口に更衣室を設け，工程室内で付着した粉は作業衣とともにそこから持ち出さない方式である。各室で更衣が発生する最も面積が必要なレイアウトであるため，粉立ちが多い工程室のみに限定したり，オーバーガウンなど簡易にしたりすることで面積増を最小限にすることもある。

図2.29はワンウェイレイアウトといい，工程室に入室と退室2つの廊下を配し，工程室で作業後は必ず退室廊下から製造環境入り口の更衣室に戻って新たな更衣をするレイアウトである。この更衣室は脱衣した衣服を洗濯なく再度着ることがないため体毛の

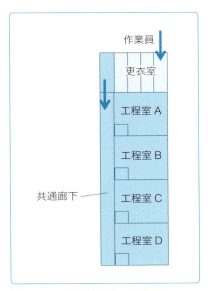

図 2.27　共通廊下レイアウト

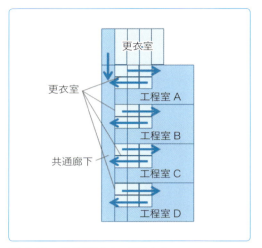

図 2.28　各室更衣レイアウト

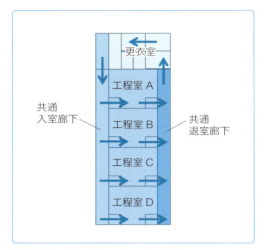

図 2.29　ワンウェイレイアウト

付着リスクが低減するメリットもある。このレイアウトで絶えずワンウェイ運用をすると生産性を阻害するため，各工程の粉立ち作業を分析してリスクの高い作業時のみワンウェイにするなどのルール化をすると良い。

(3) 動線の分離

人は間違いをおかすリスクがあり，さらには悪意を持った改ざんのリスクもある。そのためにソフト的に対策を取ることが重要である一方，より確実なリスク低減にはハードで対応する必要がある。人の混同を防止するために，自動搬送を用いることで人・モノ動線の分離を達成できる。

また人同士の動線分離もハード的な対策である。製造に不要な人の動線を作業員の動線から分離して，製造環境内には許可された者のみが入るようにすることである。たとえば生産設備を部外の者に見学させたい場合，製造環境外から見ることのできる窓付きの見学者動線を専用に持つ等の工夫も採用される。

2.3.7　レイアウト作成の基本事項

動線計画まで検討した後にようやくレイアウトに取りかかる。各部屋や廊下を配置していく作業にかかる前に基本的に知っておくべき項目をあげる。

(1) ゾーニング

空間をある性質によってグループ分けしてまとめることをゾーニングという。製剤工場設計におけるゾーニングの目的は，目標とする環境をまず明らかにすることと，その

環境を維持しやすくすることにある。各作業をどのような製造環境で実施するかを決めて，同じグループにできるだけかためて配置することでその製造環境とそれ以外との接点を少なくできる。製造環境を阻害するリスクの1つはゾーン間を貫く動線の存在のため，できる限り動線を集約させるほうがリスクが少なくなる。

　ゾーニングはさまざまある。清浄度，温度，湿度および夜間省エネルギーモード運転など空調的ゾーニングや発じんや封じ込め（ハザード）など生産内容的ゾーニングもある。

　清浄度のグレードに関して無菌製剤には製造環境にいろいろな指針があるが，固形製剤に関しての規定は存在しない。しいてあげるならWHO GMP Annex 5に以下の記載があり，非作業時（at rest）でISO class 8またはグレードDとの記載がある。WHOはそれでもクラス分けする必要はないかもしれないと結んでいる。なお，非作業時と限定しているのは，作業時（in operation）は粉じんの発生を伴う作業であるためじん埃量の規定はできないからである。慣例として固形製剤の清浄度は昔より米国連邦規格（Fed. Std. 209E）class 100,000（at rest）を採用してきており，最近ではISO class 8（at rest）またはグレードDの呼び名を使うことも多い。

WHO GMP Annex 5

　　Supplementary guidelines on good manufacturing practices for heating, ventilation and airconditioning systems for non-sterile pharmaceutical dosage forms（WHO Technical Report Series, No. 961, 2011）

7. Design of HVAC systems and components

7.1 General

7.1.1 The required degree of air cleanliness in most OSD manufacturing facilities can normally be achieved without the use of high-efficiency particulate air (HEPA) filters, provided the air is not recirculated or 248 in the case of a single-product facility.

　　Many open product zones of OSD form facilities are capable of meeting ISO 14644-1 Class 8 or Grade D, "at-rest" condition, measured against particle sizes of 0.5 Ìm and 5 Ìm, but cleanliness may not necessarily be classified as such by manufacturers.

---

(2) バリア

　ゾーニングで明確にした製造環境を維持するためにゾーニングの周囲に設置する物理的な障壁がバリアである。壁，床，天井はバリアのひとつである。また工場には先述のようにゾーンを貫く流れも当然存在する。このため動線がゾーン間を突き抜ける接点の

バリアは環境維持のための特別な機能を持たせることが重要となる。
　以下，それを具体的に説明する。

①エアロック
　モノや人がゾーンをまたぐ箇所には，上位の製造環境を保つために共開きしない2枚の扉を備えた空間を設置する。これをエアロックという。さらにエアロック前後のゾーン間に空調的に上位の製造環境から下位へ気流を作ることもより効果があるバリアである。上位下位とは清浄度環境（異物対策）でいえば上位が製造環境，下位がその外であり，粉じん環境（交叉汚染対策）でいえば廊下が上位で工程室が下位にあたる。
　なお，モノ専用のエアロックをパスルームと呼ぶこともあり，ルームというには小さいエアロックはパスボックスと呼ばれている。

②エアシャワー
　エアロックに強い気流で清掃機能を持たせたものがエアシャワーである（図2.30）。エアシャワー内の人やモノに強い清浄エアを吹き付けて付着したじん埃を遊離させ，フィルタで捕獲する。
　じん埃のモノへの付着力は静電気の力やさらに強いファンデルワールス力であり，じん埃が気流で遊離する確率は安定しないのは事実であるため，エアシャワー効果は定量的に測れない。しかし遊離するじん埃があることも事実でありその意味ではエアシャワー効果があるといえ，筆者は固形製剤にあっては必要であると考えている。ただしエアシャワー内で発生させたじん埃を持ち出さないために，強い気流の後にじん埃が落ち

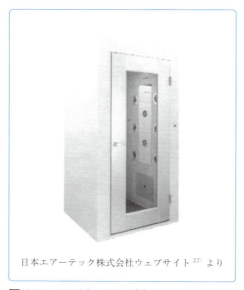

日本エアーテック株式会社ウェブサイト[27]より

図2.30　エアシャワー例

着くまで数秒待って扉ロックを解除することは必要である。

　エアシャワーを使用する箇所は人の清掃および確認ができない場所かまたは自動化したい（人にさせたくない）場所がよいと考える。たとえば入荷原料を倉庫に入庫する際の原料個装の清掃などは数が多いため自動化したい場所である。また人の更衣後は背中や頭に毛髪が付いていることを確認できないリスクがあるため有用であり，さらには作業員の気持ちを切り換える効果も期待できる。逆に通過頻度が低くかつ人が清掃できる箇所，例えば機器搬入口などはエアロックでよい。

（3）工程室必要面積

　レイアウトを組む前に各工程室の必要面積を把握する。そのためには工程室の2次元的（必要であれば3次元的）な絵を描くことである（図2.31および図2.32）。そこにその工程室内で必要なすべての機器を描き入れる。その部屋内で作業があるなら，移動式の機械，踏み台や台車など備品であっても加えておく。何より重要なのは人の絵を入れることであり，人も同じ縮尺で絵に落とし込むことでスペースの感覚がつかめるようになる。そして検討時に人の動きを線で書き入れて，この線が混んでいるところに十分なスペースがあるか，シンプルな動線となっているかなどを検討する。また人動線を追うことで，操作盤が新たに必要かなど操作性を確認することにもなる。

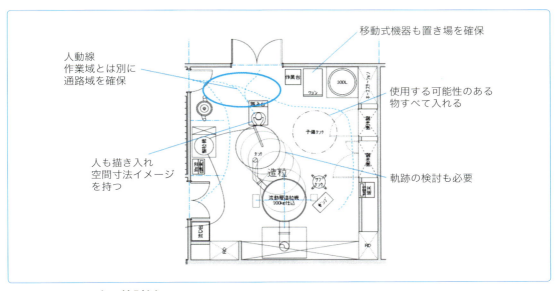

図 2.31　レイアウト検討例

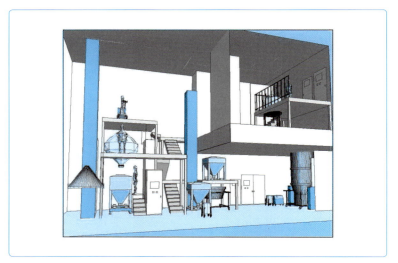

図 2.32　3D レイアウト検討例

2.3.8 レイアウト

　コンセプト，容器の検討，数の把握，動線計画，ゾーニング，必要面積と進んでようやくレイアウトを組む。そもそもレイアウトは1回で決まることはほぼなく，今までの作業にフィードバックをかけながら収束させていく作業であるが，このようにステップを踏むことでレイアウトの発散を防止し，大きな後戻りがなくなり，結果として設計がスムーズに進む。

　レイアウトはモノ動線，人動線が成り立つように部屋を並べていく作業だが，作業開始時は各部屋の細かい必要面積にあまりとらわれなくて良い。工程室をタイルとして並べていく積み木のような作業よりも，まずはゾーン全体の必要面積を取り，その中を廊下で直線的にブロックに区切っていく作り方が無駄がなく使いやすいレイアウトに早く近づきやすい。

　レイアウトは無数の可能性があるため，ステップを踏んできても時としていくつかの候補を絞りきれないことがある。そのようなときはコンセプトに基づき，こうあるべきという思想を大切に選択すると一貫性のある良いレイアウトに収束する。

　以下にレイアウトを組む上で考慮すべき点および固形製剤工場に限らず医薬品工場において考慮すべき各工程の特徴を示す。

(1) 入荷・出荷

　入出荷工程は先に述べた重要なバリアの1つである。入出荷は工場の玄関であるた

め，品質を守るために製造環境への外部環境異物持込を極力防止する対策が必要である。また製造に使われる数多くのモノが通過することから混同を防止することが重要となる。

異物持込防止のためには極力荷の外装を清掃して保管エリアへ通す。積み上げた状態の荷は，その隙間にも異物が存在するため，可能な限り個装単位での清掃が望ましい。そのために筆者は図2.33のようなエアシャワーを用いた個装単位での清掃機をバリアとして使用している。個装で清掃した後に棟内パレットに積載することで異物管理が及ばない棟外パレットを保管エリアに持ち込まないことができる。

個装のデパレ，清掃，再パレタイズは数が多いためできれば自動化したいが，あまり改善されていないのが現状である。自動デパレ，再パレタイズは採用するとしても荷姿が決まった一部の荷に対応するのみで，省力化にはなるが省人化につながらない。しかしセンサと情報処理技術の向上で荷積みパターンや荷の高さ情報も自動処理するロボットが登場し始めており，今後コストダウンを期待している。

外部で使用されたパレットは，木製はいうまでもなく，樹脂製も内部の清掃が現実的にはできないため保管エリアには極力持ち込まない。荷の中にはパレットから降ろすこと自体できないモノがあるが，その場合はパレットにラップをして内部パレットに乗せるなどする。そのための持込口（エアロックやエアシャワー）も必要である。

製品の出荷時は製品の積載形態がダンボールの積み上げのみである場合が多く，図2.34のような自動パレットチェンジャーなどが採用できる可能性がある。

また入荷で排除する異物の中で虫に対する対策も重要である。発生源をなくす，入らせない，入ったら退治するが基本であるが，エアカーテンの採用や紫外線が少ない光源の採用，紫外線を外部に漏らさない位置への捕虫器の設置など詳細な設計に関する項目がほとんどであるので解説は他書に譲ることとする。

混同防止のために入荷品は不合格品や廃棄物から明確に置き場を分ける必要がある。入荷と出荷も可能であれば部屋を分けるほうが好ましいがこれを絶対条件とするかは意見が分かれるところである。

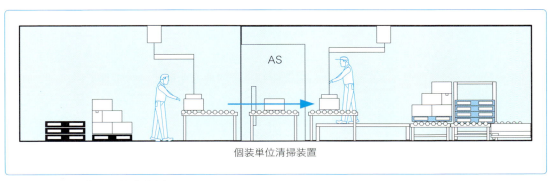

図2.33　入庫時の異物除去例

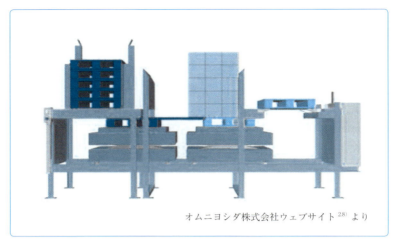

図 2.34　パレットチェンジャー例

(2) サンプリング

　サンプリングの作業はその原料資材を扱う同じ環境で実施する。したがってサンプリング室へのモノ搬入はエアロックやエアシャワーなどのバリアが必要となる。また複数の原料を扱うことからサンプリング室内での交叉汚染防止も重要である。1品種ごとサンプリング室内を清掃して実施することになるため使用原料種類が多ければ複数のサンプリング室を用意しなければならないので注意が必要である。

　サンプリング室の設置場所は入荷室ではなく倉庫からの動線が近いことを重視すると良いと考える。これは、サンプリング作業は入庫後のほうが良いと考えるためである。モノ到着後、倉庫への入庫前にサンプリングを実施すると入庫作業に待ちが発生し、入荷室の面積増および入荷作業員の生産性を阻害する要因となってしまう。ただし近赤外線（Near Infra-Red：NIR）などを用いて原料同定のみにする場合や、サンプルがあらかじめ添付されている資材などの場合は、時間的に短いためこの限りではない。

(3) 倉庫

　倉庫の機能は次の工程にモノを渡すまでの品質を維持することである。そのために適切な温度管理が重要であるが、それと合わせ入出庫の際の混同防止が重要課題である。廃棄物、不合格品はもちろんのこと検査待ち、合格品も明確に分けて保管することが必要である。ステータス表記（検査待ちか合格品かなど）はもちろんのこと保管場所を明確に分ける。ただし倉庫機能（保管機能、入庫出庫機能）を完全自動化した倉庫であって、モノのステータス管理が自動管理されている場合は表記や保管場所分けは不要である。ただしこの場合でも管理されているのはパレット単位であるので、パレットにステータスの異なるモノを混載することは許されない。

また原料，資材は先入れ先出し（First In First Out：FIFO）の運用が求められるため，平置き倉庫の配置を考える場合は効率を考慮して適切な通路を確保する必要があり，この面積が結構必要であるので注意が必要である。

(4) 開梱・清掃エリア

製造外環境の異物を保管エリアから製造エリアに持ち込まないように両ゾーンの間に開梱や清掃エリアを設けることもバリアの1つである。原料資材など製造エリア内に入れるモノは段階的に異物を排除していく。

倉庫から製造現場へ持ち込む場合は極力外装を取り除き，製造エリア内で流通する容器やパレットに移替を実施するのが良い。これは，段ボールなど開梱時の紙粉を製造現場に持ち込ませないためであり，開梱できないファイバードラムや液体缶などは外装を拭き掃除するかラップを巻く等することで対応する。なお，容器に移し替えるなど原料が直接外気に触れる作業をする場所は開梱・清掃場所から部屋を分けるか気流で異物混入防止の対策をする。

製造現場入り口の開梱・清掃をどのゾーンで実施するかがよく議論となる。最も良いのは倉庫と製造の中間ゾーンを作ることであるが，専用更衣も必要となり大きな面積が必要となるためあまり採用されない。筆者は原料や一次包材が環境に曝露されない限りどちらのゾーンで実施しても間違いではないと考え，無駄な人動線を作らないことを規準に決定している。立体自動倉庫を使用するなど製造エリアへ自動で運搬する工場の場合は，倉庫作業員がわざわざ製造エリア手前の開梱・清掃エリアに来る必要はないので，製造エリアの環境下で実施することが多い。ただしこの場合，他の製造エリアと区分するため入り口でオーバーガウンなどを実施し，さらにそこから出る廃棄物動線は製造エリアを通さないなどの配慮をしている。

(5) 製剤工程室の並び方

製造エリア内の工程室の並べ方は以下の2つの考え方がある。

　　・ライン配置
　　・ブロック配置

ライン配置は工程の流れに沿って順に工程室を並べるレイアウトである。秤量－造粒－混合－打錠－コーティングといった具合に工程室が横に並ぶ。これに対してブコック配置は工程室ごとにブロックを形成する。たとえば，秤量室1，2，3を一ブロック，打錠室1，2，3，4を一ブロックなど。もちろん各工程室が1つずつしかなければブロック配置は関係ない。

一見ライン配置のほうがモノ動線が短くなり効率が良いように思えるかもしれないが，必ずしもそうではない。固形製剤の工程はバッチ工程かつ多品種生産が多いため部

屋同士の物理的な直接のつながりはほとんど必要なく，実際のモノ動線は，ほぼ必ず工程室と中間品倉庫の間であるため，工程室と中間品倉庫を近づけるほうが搬送効率は上がる。ラインとブロックの選択はむしろ人動線の効率化で決めるほうが良い。つまり作業員の編成が製品を一貫して担当する場合はライン配置を，工程ごとの担当となる場合はブロック配置を採用すると人動線が短くなり良い。

(6) 包装

　包装は中間品が環境に曝露する1次包装と，密封包装をされたモノを扱う2次包装とに分けられる。

　1次包装の環境は製剤と同じにする。包装品は多量な個装を扱い，さらに包装種類が多い。PTP（Press Through Package）を例にあげると，PTP包装→ピロー包装→小箱詰めといった具合に製品になるまで3回もの包装があるため，効率を上げるために連続的に工程を流している。したがって1次包装から2次包装へ包装された中間製品を持ち出すのにはコンベヤを使用することがほとんどである。コンベヤ貫通部は開口となるのでバリア機能を確保するために1次包装から2次包装へ気流を確保する。粉散剤などの包装で粉じんが多く，これを2次包装室に出したくない場合は，開口部を2重壁としてそこにエアを吹き出すか吸い込むことで1次包装，2次包装の両側を守るようにする（図2.35）。筆者はこれを「バリアボックス」と呼んでいる。なお，バリアを貫通するコンベヤは，固形製剤では無菌製剤ほどの菌管理を求めないため，通常は1つのコンベヤが両者の間を行き来することを許して設置している。

　2次包装は中間品が環境に曝露されていないことから，交叉汚染から混同の防止にレ

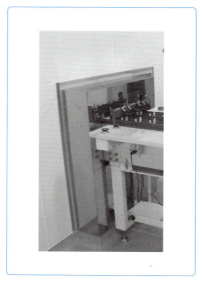

図 2.35　バリアボックス例

イアウトの力点が変わる。このため各包装ラインを部屋で独立させるケースは少ない（2次包装も1次包装と同じ環境にする考え方の場合は部屋とすることもある）。しかし混同防止の観点から各包装ライン間には床から立ち上げた間仕切りを設置する。さらに2次包装の特徴は多くのモノ動線が存在することであり、例えばピローフィルム、小箱、添付文書、封緘材、バンディングテープ、ダンボール箱、そして製品といった動線が存在する。これら多くの動線をいかに整理したレイアウトとするかが混同防止の鍵となる。図2.36に資材製品倉庫と中間品倉庫を対面に配置しこれを解決したレイアウトを示す。複数ある包装ラインそれぞれの上流と下流近くの自動倉庫に各ライン専用ステーションを設けてそこまでの搬送を自動化する。こうすることで各専用ステーションから各ラインへのモノ動線は一直線となるためモノ動線の交差が解消する。

　さらに異物の混入を防止するレイアウトも紹介する。2次包装では小箱に詰める作業までがGMPで規定された包装であり、小箱を段ボールに入れるのは流通のためである。包装資材として紙を扱う2次包装にあって最も紙粉を発生するのが段ボールであるため、これを3次包装として分離することで小箱への紙粉混入防止対策も実施している。しかし複数のラインがあると1次包装後の壁と2次包装後の壁に挟まれた空間に人動線を確保するのが難しい（図2.37）。これを解消するために小箱詰め後に上階に持ち上げ、3次包装を立体的に採用することで、人動線も確保しながらより異物対策をすることができる。

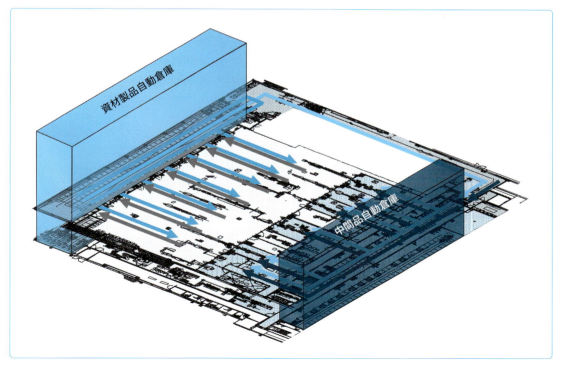

図2.36　対面倉庫包装レイアウト

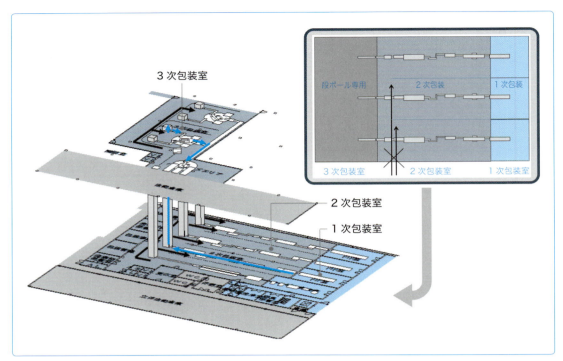

図 2.37　立体 3 次包装レイアウト

(7) 洗浄室

　　粉体が設備に残留することにより交叉汚染する（Retention）のを避けるため，確実な洗浄が重要である。固形製剤において洗浄工程は製造半分洗浄半分と言われるほど重要視されている。レイアウト構築で検討するべき項目は洗浄室の取り方である。

　　多品種生産において各工程室兼用の共通洗浄室を設ける場合，洗浄室内はさまざまな薬効成分が存在するリスクがあるため，洗浄されたモノは別部屋にて乾燥する必要がある。洗浄室前に待機部屋を設け，洗浄室内では 1 品種ずつ洗浄することも良い。

　　共通洗浄室に洗浄対象を運ぶ際に廊下を汚染しないように（メカニカルトランスファーを防止するため），汚れの程度により外装が清浄なコンテナで運搬するなど対策が必要となる。生産スケジュール的に許せば各工程室での洗浄，または面積的に許せば各工程室に専用の洗浄室を設けるなどの考慮で廊下を清浄に保つことができる。

　　大型容器を採用した場合，人手で洗浄するのはほとんど不可能なので専用機械を導入することになる。図 2.38 にその例を示す。数が多い場合はこのように一方通行型の機械として，洗浄室，乾燥室を配置すると良い。数がなく面積も限られている場合は洗浄，乾燥を 1 ブースでできるタイプとする。しかし先述のように多品種対応の場合，洗浄後の容器を洗浄室に戻すのは良くないため，この場合でも乾燥室は用意する必要があ

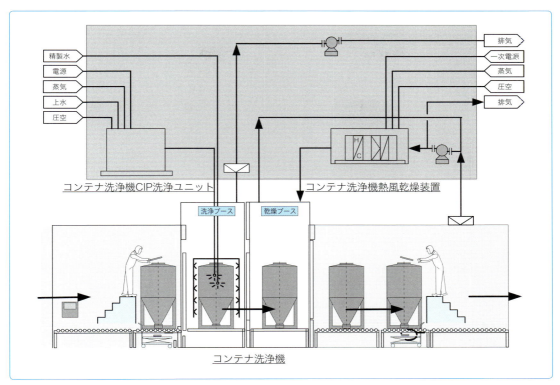

図 2.38　大型容器洗浄機例

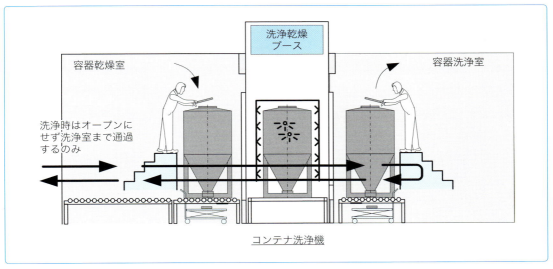

図 2.39　折り返しタイプの容器洗浄機レイアウト例

る。容器の洗浄エリアへの出入口が1カ所であれば図2.39のような配置にするのも一例である。

(8) 変更の自由度と拡張性

　将来にわたる生産量の把握はできない一方，設備はある程度耐用年数がある。建物などは50年以上も使用できる。したがってある条件で工場を設計しても将来条件が変われば設備はそれに対応する必要がある。

　設備の変更には製造環境のブレークを伴うが，医薬品は生産し続ける使命があるため長期間の停止はできない。そこでレイアウト計画には生産を止めずに変更できる自由度を与えておく必要がある。

　生産を止めない変更の自由度を与える方法はいくつかあるが，以下に例をあげる（図2.40）。

- ・最も動線の奥に将来エリアを確保する
- ・工程室に機械室や外壁を隣接させる
- ・工程室に２方向から寄りつける人用廊下を作った上で，人用廊下に機械室や外壁を隣接させる

　いずれも生産を止める期間を最小限にする手段である。

　また工程室数や倉庫の保管容量も同様に将来不足する可能性もある。そこでこちらは拡張性を確保しておく。原料資材倉庫などは建物の外壁に配置し，その横の空き地に拡張できる配慮をしておく。このとき気をつけなければならないのは，製造エリアの拡張方向は倉庫の拡張方向とは別方向とすることである（同じ方向として将来的に倉庫が製造エリアに囲まれてしまうと製造エリアが分断してしまう。図2.41参照）。

(9) 機器・部品保管室

　多品種生産のため使用しない機器や部品が固形製剤工場には多数存在するため，これらの保管室が必要となる。ところが，これら機器や部品の正確な数の把握は基本設計終了後になることが多いため，当保管室の設計は後回しになりがちであるが，できる限り

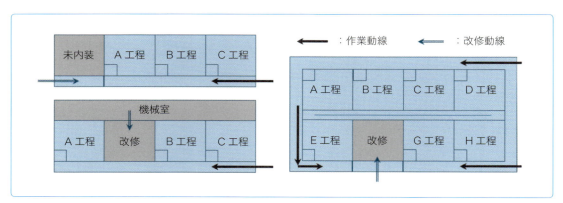

図2.40　改造時，生産に影響が少ないレイアウト例

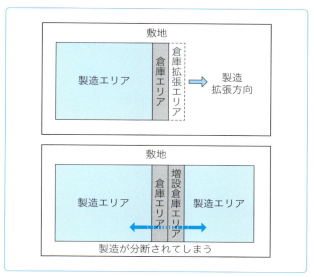

図 2.41　拡張計画の悪い例

想定して設計当初より盛り込んでおくべきである。考慮しておくべき主な機器，部品の例を以下に記す。

- 流動層コンテナ，流動層コンテナ網，流動層バグフィルタ，震とう篩の網
- 空気輸送用ホース，整粒機など移動式機器
- 打錠機予備回転盤，打錠機杵臼
- 部品洗浄時に使用する部品置き用の移動棚
- フィルムコーティング機のガン台車
- 包装の成型型など

(10) 機械室

工場内には製造に必要な環境維持装置や製造装置の補機などを設置するエリアが必要である。この面積は製造エリアのボリュームなどにより左右されるため設計初期から確定した面積を固定することが難しいので，おおよその想定を以って組み込んでおく。工場の規模にもよるがおおよそ建築面積の25〜30％の面積は見ておく。

(11) トイレ

人の活動で不可欠のものであるが，排泄は異物発生源の人を外に曝露する行為であるため，製造管理エリアの更衣外に設置する必要がある。ただし自然現象なのでできる限り更衣室の近くへの設置が望ましい。

2.3.9 搬送能力の検証

　自動搬送を採用した場合，搬送能力の検証を実施する必要がある。先に容器の自動搬送で記したように，搬送が複数の搬送設備にまたがる場合には考えている以上に搬送に時間がかかってしまうものである。これは乗り移る時間もさることながら，共通の搬送設備に搬送指示が集中することで待ち時間が発生するところが大きい。

　これらを詳細な設計に入る前に検証しておき，レイアウトまたは運用方法を検討しておかないと完成後では不要な時間とコストがかかってしまう。最悪の場合，改善できずに工場の目的とする生産量が出ない危険性もある。

　そこで検証のため最も良いのはシミュレーションである。シミュレーションの手段は2段階である。数の把握で紹介した生産計画シミュレーションでタイムチャートデータを得て，それを使用して物流シミュレーションを実施する。こうすることで工場完成後の動き方を事前につかむことができる。図2.42はこの物流シミュレーションで得られる副産物である3Dアニメーションの一場面である。ここで重要なのは機器の稼働率ではなく各工程室の待ち時間がいかに短いかである。各工程が待たされる時間を事前に把握できることが最も重要である。

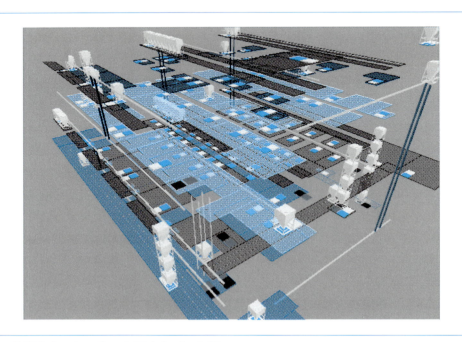

図2.42　物流シミュレーションアウトプット例

2.3.10 粉粒体搬送

(1) クローズド化

　交叉汚染を防止するためには，粉粒体は粉立ちがしないよう極力密閉して取り扱うクローズド化が効率的である。容器で工程室内に運搬された中間品（粉粒体）からは配管，ホースあるいはシュートなどの中を通り生産機械へと導き，止むを得ずオープンにして扱わなければならない場所には粉粒体を扱う雰囲気を吸引すること（局所排気）によりエアボーントランスファーを防止する。

(2) リフタ

　リフタは主に水平展開において，容器で運ばれた中間品を生産機械に投入する際に容器を持ち上げる目的で使用する（図2.43）。固定式と移動式があり，持ち上げ場所が固定され，比較的大型容器あるいは高揚程の場合は固定式を使用することが多い。またリフタ本体から重心の位置が遠く（腕の長さが長く）転倒モーメントが大きい場合は，天井からのサポートが必要となる場合がある。一方，移動式は比較的小さな容器の持ち上げに利用されることが多い。いずれにせよ底弁なしタイプの容器には反転機構が要求される。

(3) 空気輸送

　空気輸送は吸引または圧送によりホースまたは配管内の空気に粉粒体を混ぜて搬送す

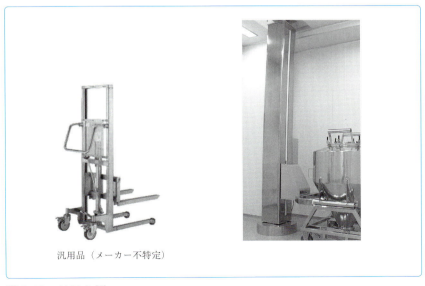

汎用品（メーカー不特定）

図 2.43　リフタ例

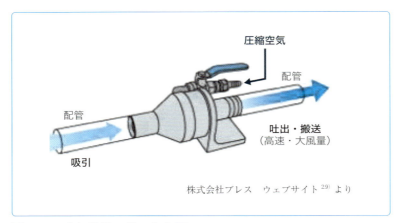

図 2.44　空気輸送エジェクタ例

る方式である。粉粒体と空気の重量割合を混合比または固気比といい，これが10程度の小さい輸送を低濃度輸送，20程度以上の大きい輸送を高濃度輸送と呼ぶ。混合比がさらに大きくなると気相と固相が順に流れるプラグフローという流れ方になり最も粉粒体の破損リスクが減る。ただし混合比が大きくなると圧力損失が大きくなり，低濃度輸送の倍以上の吸引力を必要とするので注意が必要である。流動層造粒乾燥機への投入は排気ブロワの吸引による空気輸送がよく利用される。圧縮空気を利用したエジェクタ（吸引）方式もよく使われ，最近では多段エジェクタによる圧力可変方式もよく使われている。輸送距離が長いなどアシストが必要な場合は，配管（ホース）途中にエジェクタを設けるとよい（参考例図2.44）。ただし空気輸送は高濃度輸送といえども他の搬送方式に比べ運動エネルギーが大きいため，脆い粉粒体には事前のテストで適用性を確認する必要がある。

(4) コンベヤ

　コンベヤとはモノを輸送する装置の総称であるが，ここでは粉粒体に直接触れる機械式搬送機をコンベヤと呼ぶこととする。バケットコンベヤ，スクリューコンベヤ，振動コンベヤおよびベルトコンベヤなどがある（図2.45）。

　バケットコンベヤはバケットが移動することで粉粒体を運搬する方式である。1つのバケットが往復するタイプと複数のバケットが連続的に回転するタイプがあり，後者はピボットコンベヤともいう。ピボットコンベヤは飼料などの分野でよく利用されているが，構造物が多く清掃性が良くないことから医薬ではほとんど採用されない。ワンバケットタイプが主に錠剤，カプセルなどの持ち上げに使用されている。

　スクリューコンベヤはスクリューを配管内で回すことにより粉粒体を移動させる機械である。同じ配管を使用した空気輸送に比べ，スクリューの清掃が増えるため粉体では輸送自体の目的で多用はされていない。むしろ定量性があることから供給フィーダーと

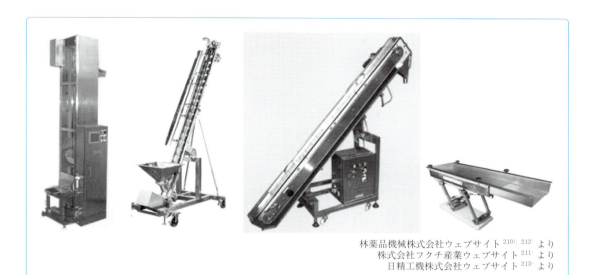

林薬品機械株式会社ウェブサイト[2.10), 2.12)] より
株式会社フクチ産業ウェブサイト[2.11)] より
日精工機株式会社ウェブサイト[2.13)] より

図 2.45　各種コンベヤ

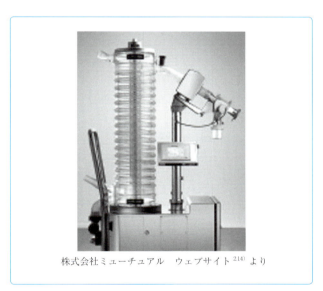

株式会社ミューチュアル　ウェブサイト[2.14)] より

図 2.46　振動式粉取り機例

して主に使用されている。その他空気輸送より優しく輸送したい場合に錠剤の持ち上げで使用することがある。

　振動コンベヤは振動で粉粒体を進行方向に押し出す方式で，スクリューコンベヤと同様に定量性がある。輸送能力が比較的低いため，粉体切り出しの定量フィーダーもしくは打錠後の粉取り兼持ち上げなどに用いられている（図2.46）。スクリュー方式で脈動が発生する粉粒体でも連続的な定量性が出る特徴がある。一方，粉粒体に与えるエネ

48　第2章　固形製剤製造工場の施設・設備設計のポイント

ギーがスクリュー方式より大きいためダメージリスクが許容できることを確認して採用する。

　最後にベルトコンベヤであるが，ベルトとローラーの摺動部があることから異物の混入リスクを十分に理解した上で使用している。錠剤のハンドリングでわずかな持ち上げをしたい場合や，ベルト上での検査などで利用している。

2.3.11　粉粒体ハンドリングの一般的トラブル対策

　粉粒体は取り扱いが固体や液体に比較すると一般的に難しく，粉粒体特有のトラブルがある。その防止対策は多岐にわたるが，ここでは代表的なポイントに的を絞り説明する。

(1) ブリッジ

　粉粒体の流動性が悪い場合，流路が狭くなる箇所で閉塞を起こすことがある。これをブリッジ（架橋現象）といい，容器の設計に大きく関わってくるため少々詳しく取り上げる。

　ブリッジにはさまざまな原因がある。流路が細くなり始める部分で粉体内の圧力が上昇し流動性が悪くなるタイプ，石造りの橋や窓の上部分のように両壁を足がかりとしてアーチを築くタイプ，また容器の上部に息抜きがないことで粉体上部の容器内圧力が粉体の重力と釣り合ってしまう圧力バランスタイプ，この他にも付着などによるものもある。

　対策はいろいろある（表2.2）。まずは原因となる流路（ホッパー部）の絞り具合（ホッパー角度）を急にする方法があり，ホッパーの高さを増すことと排出口径を大きくすることで達成される。ただし，ホッパー高さを増すことは，建物の天井高さに影響するため注意が必要である。ホッパー角度（半頂角の倍）は60°程度を目安とし，流動性が良ければそれ以上，逆に悪ければ50°程度で止めるべきである。特に角型容器はホッパー部の面角（対面する2面間角度）を60°としても隣り合う面が作る稜線が作る角度は60°以上となるので注意が必要である（図2.47）。排出口径は通常の医薬品製造で最低でもϕ150以上は必要だと考えている。それでもブリッジを起こす粉体に対してはホッパー部に衝撃を与えるノッカーまたは振動を与えるバイブレータを取り付けられるようにしておくことで対策がとれる。容器に息抜きが付けられるようであればホッパー内部にエアを吹き入れる（エアレーション）のも効果がある。圧力バランスタイプのブリッジには上部の息抜きだけで解消する場合もある。さらに各ブリッジに効果があるのは偏心ホッパーの採用である。左右対称のホッパー中央部に垂直の板を挿入するだけでも効果がある。これは壁面摩擦力で生じているアーチの一方の力を小さくするためである。

表 2.2 主なブリッジ対策

手段	小ホッパー角	ノッカー	バイブレータ	エアレーション	隔壁	偏芯ホッパー
図	ホッパー角	エア	エア	エア	隔壁	
評価	・ホッパー角度を小さくして起こしにくくする ・容器高または排出口径が大となる	・衝撃を与えることでブリッジを壊す ・音が大きい	・振動によりブリッジを壊す ・粉体を締めてしまう場合がある	・エアの流れによりブリッジを壊す ・息抜きが必要	・中央に隔壁を設けブリッジを起こしにくくする ・洗浄がやや難	・ホッパーを偏芯させブリッジを起こしにくくする ・容量が減少

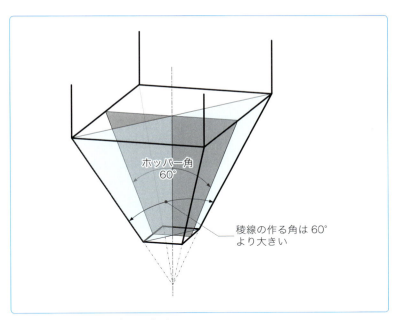

図 2.47 角型ホッパーの角度

(2) フラッシング

逆に流動性が良いと粉体が液体の挙動を示す場合がある。通常は宙に浮いた配管端から粉体を落下させると山を形成して配管端が閉塞した時点で流動は停止するが、フラッシングを起こした粉体では配管内の粉体圧力と落下した粉体上面の圧力が同じになるまで流れ続ける。このような時の装置は液体を扱う設計とする必要がある。しかし流動性

が良くなりすぎる原因が空気の抱き込みの場合があり，空気を遮断するだけで対策となることがある。たとえば落下流量が大きく落下先の開放空間でエアを抱え込んでいる場合は，流量を絞るだけで良い方向になる。

(3) 偏析

均一・均質性が最重要な固形製剤製造にあって偏析防止は重要な課題である。偏析とは径が大きい粒子と小さい粒子に分かれてしまう現象であり，最終混合後に発生すると問題となる可能性が高い。偏析には投入時に粉体の山を大粒子が下まで転がる転がり偏析や，排出時に壁面との摩擦の違いにより細かい粒子が後から落ちてくる偏析などさまざまある。粉体の急激な落下により落下先で起きる偏析もあり，これが最終混合後の打錠への供給や小分け包装への粉散剤供給で発生した場合は問題となる。その対策として各機械への投入は極力短くなるように設計する必要がある。どうしても長くなる場合は図2.48のようなブレーキ装置を採用する。

(4) 破損

脆い錠剤など落下によりダメージを受ける場合がある。これも落下距離を最小にする設計が必要だが，大型容器の上部から底までの落下距離も結構な高さがあるため図2.49のような緩衝装置を用いる。口腔内崩壊錠などの脆い錠剤は自重圧力で破損するものもあり，そもそも小型容器に錠剤を収缶しなければならないケースも増えているた

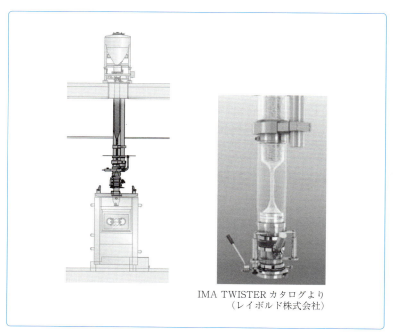

IMA TWISTER カタログより
（レイボルド株式会社）

図 2.48　ブレーキシュート例

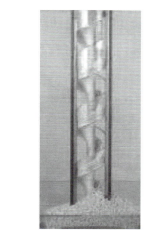

図 2.49 緩衝シュート例

め，容器の選定には錠剤の硬度への考慮が必要である。

(5) 粉じん爆発

　粉じん濃度と酸素濃度および着火源の条件が揃うと粉体は爆発現象を起こす。固形製剤工場でこの条件が揃う危険性がある主な工程は，篩過，粉砕，流動層乾燥，集塵などであるが，他の工程でも粉じんを多く立てる作業があれば要注意である。特に粉体の特性である最小着火エネルギーが30mJを下回る粉体ではなんらかの対策を実施する必要がある。

　爆発防止の対策は先の3つの条件のうち1つでも条件を外すことであるが，加えて万一爆発しても圧力が高まる前に消火する緊急消火装置をつけたり爆圧が高くなりすぎないように屋外に放散する対策もとられる。

　まず簡単な対策は着火源をなくすことである。着火源は粉砕などでは金属同士の衝突による火花，その他の多くは静電気放電による火花である。このため確実なアースボンディングで静電気的に中立な部分を作らないことや，粉砕などは原料投入前に強力なマグネットで万一の混入金属を除去することが有効である。それでも不十分と考える場合は窒素封入で機内の酸素濃度を低下させる方法をとる。さらに爆発をした場合被害を出さないために，耐圧室で粉砕を実施し作業員は遠隔から操作をする場合もある。粉砕する粉体の最小着火エネルギーを知った上で対策を取ることが重要である。

　流動層乾燥機は労働安全衛生規則の解釈で爆発放散口を付けることが義務付けられていたため，流動層は建物の最上階か壁際にしか配置ができなかった。しかし昨今高活性医薬品が増え，爆発時であっても環境に曝露することが問題視され，欧米で耐爆圧の

流動層乾燥機が登場していた。その流れを受け，日本でも最近労働安全衛生規則第294条の解釈が変更され，医薬品の製造で爆圧に耐える流動層であれば爆発放散口は設置不要であるとの見解が出された。これにより万一の爆発時でも環境汚染がなくなり，さらにレイアウトの自由度が増したが，コストは少々高い。

集塵機の粉じん爆発対策は静電気対策のみであることが多いが，安全意識の高いユーザーでは爆発放散口を設置する場合もある。機械室には人がほぼいないことをどのように考慮するかで対策が分かれるところだが，今後は安全方向に動くのではないかと考える。

2.3.12 空調設計

作業環境を維持するために空調は重要となる。ここでは交叉汚染防止の観点から大きなポイントに絞り紹介する。

(1) 空調方式

外気の取り入れ量で全外気方式と循環方式の2通りがある（図2.50）。これらは工程室から吸い込んだ空気を再度供給エアに回すダクトの有無が異なる。循環方式は工程室で発生した粉じんが吸い込む空気に乗り，吹き出し口から再度工程室内に送られるリスクがある。このため粉じんが比較的多い秤量や篩過などの工程は全外気方式をとる場合がある。

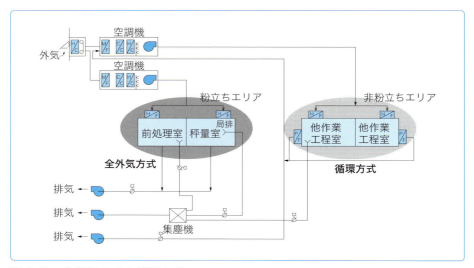

図2.50　全外気方式と循環方式

（2）室間差圧

　エアボーントランスファーを防止するため工程室と廊下に気流を発生させる。同じ清浄度の廊下と工程室では守りたいほうを高くする。一般的に固形製剤工場では廊下に粉じんが拡散するのを防ぐため，廊下より工程室を低くして工程室内に粉じんを封じ込める方法をとることが多い。

　これとは逆に粉じんがほぼ出ないと見なした1次包装などで，廊下の異物を持ち込まないことを優先して工程室側を高くする対策がとられる場合もある。

2.4　おわりに

　以上，従来からあるバッチ製造方法を中心とした一般固形製剤の製造設備について説明を行った。最近では高活性製剤も増え産業安全面からも封じ込め設備構築を要求される工場が増えてきた。また秤量からコーティングまで一連の製造を連続で行う連続製造設備も登場してきている。本稿を執筆している時点で日本ではまだ連続製造設備での生産は行われていないが，今後登場するのは間違いない情勢である。化学製品工場や，食品，車の製造工場といった今や連続製造の代名詞となっている分野でもその創生期にはバッチ式を採用していたが，生産効率を求めて連続へと進化してきたのである。固形製剤は均一・均質性保証の難しさからこの流れが遅れていたが，Process Analytical Technology（PAT）など新しい技術の登場でようやく動き始めた。米国FDAも強く後押しをしており，この流れは止まらないと考える。

　ただし当分の間はバッチ式製造が主流であり続け，連続製造が普及してもすべての製剤が適用できるわけではないことから，バッチ方式設備の理解はまだまだ必要とされる。本稿が固形製剤設備を構築する方に少しでもお役に立てたなら筆者としてこの上ない喜びである。

［井戸真嗣］

第3章

無菌製剤製造工場の施設・設備設計のポイント

第3章　無菌製剤製造工場の施設・設備設計のポイント

3.1　はじめに

　無菌製剤の製品品質は，適切に設計された施設・設備（GMPハード）のもとで正しい運用手順（GMPソフト）に従って製造を行うことで担保される。無菌製剤工場の構造設備設計における一番のポイントは，無菌の製造環境をいかにして外部の汚染から守るかである。そして，万一製品に微生物汚染があった場合，その製品は直接体内に投与されるため，患者の生命に危険を及ぼすリスクにつながることも理解しておかなければならない。

3.2　無菌製剤の種類，製造プロセス

　無菌製剤には，さまざまな容器形態が存在する。最もポピュラーなものはバイアルだが，最近では，取り扱いに優れたプレフィルドシリンジ（薬液充填済注射器）の採用ケースも急速に増加してきている。また，容器コストや積載効率に優れたアンプルもまだまだ需要があるし，輸液などに多く用いられるソフトバッグもある。加えて，ブロー・フィル・シール技術で製造される点眼薬も日本では無菌製剤の範疇に入る。このように無菌製剤の容器はさまざまな形態がある。

3.2.1　無菌医薬品のガイダンス

　無菌医薬品の製造施設・設備に関するガイダンスが各国，地域，組織などから発行されている。日本では，「無菌操作法による無菌医薬品の製造に関する指針」（2011年4月）と「最終滅菌法による無菌医薬品の製造に関する指針」（2012年11月）の2つが厚生労働省からの事務連絡の形で発出されている。初版は無菌操作法が2006年，最終滅菌法が2007年であり，それぞれ1回の改訂がなされて現在に至る。無菌操作法と最終滅菌法が別々のガイダンスとなっているのが日本の特徴である。米国ではFDAのGuidance for Industryとして "Sterile Drug Products Produced by Aseptic Processing-Current Good Manufacturing Practice"（以下，FDAの無菌医薬品ガイダンス）が2004年9月に発行されている。このガイダンスは，日本の「無

菌操作法による無菌医薬品の製造に関する指針」や「EU-GMP Annex 1」の内容に多大な影響を与えた先駆的なガイダンスであり，一読することを推奨する。一方，欧州では，EC（EUROPEAN COMMISSION）のEudraLex Volume 4としてEU-GMPがあり，そのAnnex 1が，"Manufacture of Sterile Medicinal Products"（以下，EU-GMP Annex 1）となっている。現在のAnnex 1は2008年2月改訂版が最新版となっている。その他，カナダやオーストラリア，中国などにも自国の無菌医薬品GMPガイダンスが存在するが，本稿での紹介は割愛する。その他のガイダンスとしては，PIC/S（Pharmaceutical Inspection Convention, Pharmaceutical Inspection Co-operation Scheme）が発行するPIC/S-GMPのAnnex 1 "MANUFACTURE OF STERILE MEDICINAL PRODUCTS"（以下，PIC/S-GMP Annex 1）がある。PIC/S-GMPは自国のGMPガイダンスを持たない国のGMPとして広く活用されている。なお，「PIC/S-GMP Annex 1」の内容は，「EU-GMP Annex 1」と基本的に同じであり，現在EU，PIC/S-GMPのAnnex 1は改訂作業が進められており，2017年12月にドラフト版が公開されている。また，WHO（World Health Organization）からもTechnical Report Series, No.961のAnnex 6 "WHO good manufacturing practices for sterile pharmaceutical products"として無菌ガイダンスが発行されているが，PIC/S-GMPが広く認知されたことにより，その影響範囲は小さくなっている。

　このようにさまざまな無菌ガイダンスが世の中には存在するが，改訂を経るたびにハーモナイズが進み，現在ではガイダンスごとの差異は非常に少なくなっており，異なるGMPガイダンス間の差異に注意を払う必要性は徐々に少なくなってきている。

3.2.2 最終滅菌法と無菌操作法の違い

　無菌製剤の製造方法には最終滅菌法と無菌操作法の2つがある。図3.1に最終滅菌法で製造される無菌製剤の製造フロー例を示す。原料は，秤量，調製された後に，適切なバイオバーデン管理を行うためにフィルタでろ過される。薬液を充填する容器は，水やエアーで洗浄されて充填機に導入される。その際，容器の滅菌は必須ではない。充填後の容器は充填後に密封され，その後で加熱などによる最終滅菌（＝製剤の無菌化）を行う。特に加熱による最終滅菌は，EMA（European Medicines Agency）の滅菌法のディシジョンツリー[3.1]でも第一選択肢となっているように，製剤の無菌化の観点からは，最も信頼性が高い方法とされている。よって，耐熱性があり，溶液状で安定な製剤に対してはこの最終滅菌法が適用可能である。しかしながら，世の中にある人，動物用無菌医薬品の多くは，この最終滅菌法が適用できない。要するに，製剤に熱負荷をかけられないのである。そうした多くの製剤は最終滅菌法ではなく，次に示す無菌操作法によって製造を行うことになる。

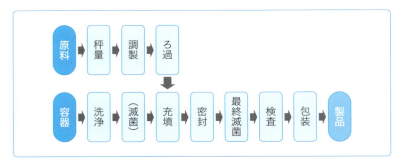

図3.1 最終滅菌法で製造される無菌製剤の製造フロー例

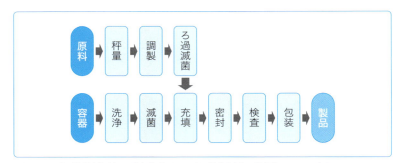

図3.2 無菌操作法で製造される無菌製剤の製造フロー例

図3.2に無菌操作法で製造される無菌製剤の製造フロー例を示す。最終滅菌法との違いは，原料は，秤量，調製された後でフィルタによる滅菌（ろ過滅菌）を行うこと，ろ過滅菌された薬液を充填する容器は，洗浄後に必ず滅菌処理を行うことである。そして，滅菌された薬液や容器がハンドリングされるエリアは，無菌操作とよばれる高度にコントロールされた環境下での取り扱いが必要となる。また，充填後に溶液状では不安定な製剤の場合，図3.3に示すフローのように，充填後に凍結乾燥工程を入れる場合もある。

図3.4に最終滅菌法と無菌操作法の製造の流れを並べて示す。青い線は容器が密封される工程を，水色の線は製剤が無菌化される工程を示している。左の最終滅菌法では，容器が密封された後に製剤の無菌化，すなわち最終滅菌がなされるのに対して，右の無菌操作法では，製剤の無菌化（ろ過滅菌）から容器の密封までの間に複数の工程が存在することがわかる。したがって無菌操作法による製造の場合は，この間の工程において無菌操作が必要となる。

図3.5に最終滅菌法における工程とバイオバーデンの関係を示す。最終滅菌法による製品は，途中の工程において適切なバイオバーデン管理を行えば，最終滅菌により製品の無菌性が確保される。最終滅菌法は，被滅菌物が一次容器に閉塞された状態で滅菌を

3.2 無菌製剤の種類，製造プロセス

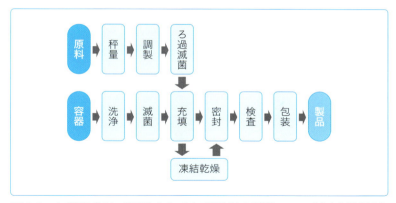

図 3.3　無菌操作法で製造される無菌製剤の製造フロー例（凍乾製剤）

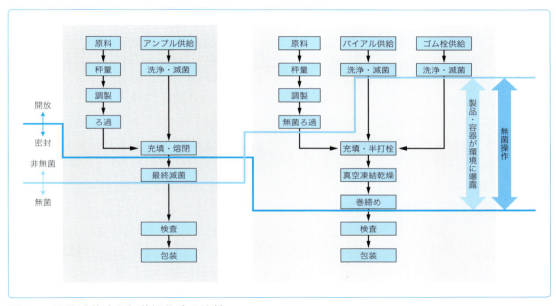

図 3.4　最終滅菌法と無菌操作法の比較

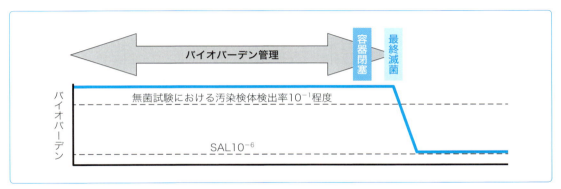

図 3.5　最終滅菌法におけるバイオバーデンの概念

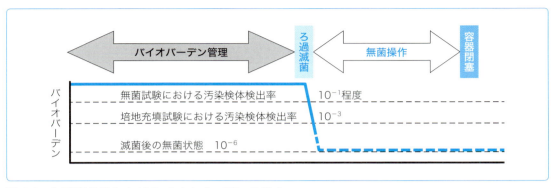

図 3.6　無菌操作法におけるバイオバーデンの概念

行い，滅菌後の微生物の死滅を定量的に測定あるいは推測できるという特性がある。また，滅菌による無菌性保証水準（SAL：sterility assurance level）は通常の場合，10^{-6}以下が達成可能である。そして，最終滅菌時には容器が密封されているので，滅菌後の製品の汚染リスクがゼロであるというのが大きな特徴となっている。

図 3.6 に無菌操作法における工程とバイオバーデンの関係を示す。無菌操作法による製品は，ろ過滅菌後に製品が汚染されないように適切な無菌操作を行うことが，製品の無菌性を担保する行為となる。無菌操作法では，ろ過滅菌後に無菌操作が必要になるので，無菌操作を行う環境は，微生物および微粒子を高いレベルで管理する必要がある。また，加熱による滅菌のように定量的に無菌性の保証をすることが困難で，通常はプロセスシミュレーションテスト（培地充填試験）によってその無菌性を担保する。

3.2.3　無菌操作区域での作業

　無菌製剤の製造においては，多くの場合において無菌操作法による製造が必要となる。その際，適切な無菌操作が行われるかどうかが製品品質に直結する。そのため，各種ガイダンスでは，無菌操作区域での作業について指針が示されている。「無菌操作法による無菌医薬品の製造に関する指針」の中から，いくつかの記述を紹介する。

> 4.1　職員の教育訓練（抜粋）
> 　　3）無菌操作法に係る作業に関する教育訓練には，少なくとも以下の事項が含まれるものとすること。（中略）
> 　　②無菌操作技術面
> 　　　・無菌操作区域において作業に従事する者は，不必要な動作及び重要な表面と

の直接の接触を避けること。

・粒子を発生させたり，気流を乱すおそれの可能性のある不必要な動作及び会話を避けること。

・開放容器又は露出している製品若しくは資材（ゴム栓など）にあたる気流の上流を遮断すること，横切ることなどの動作は避けること。

・重要区域において，無菌の製品又は資材の表面にあたる気流を遮断しないこと。

5.2　無菌操作要件（抜粋）

1）無菌操作環境を汚染しないことを保証するため，職員は手順書を遵守すること。

2）職員は，作業衣などが身体に合ったものであること，ホコロビや破損がないことに注意を払うこと。手袋や作業衣などの欠陥を発見した場合においては，直ちに交換するか，又は重ねて着用するなど必要な措置を採ること。

4）無菌操作区域内においては必要最小以外のものに触らないなど，行動制限に関することを規定しておくこと。

6）無菌操作区域における作業に従事する職員の人数は，作業シフトごとに，作業前も含め可能な限り少数とすること。無菌医薬品に係る製品及び滅菌済の容器や栓に触れる作業又はそれらが曝露される環境における作業に従事する者を特定できるようにすること。

　無菌製剤の製品品質を適切に担保するためには，手順を遵守した上で，人・モノのプロセスへの介入を最小限とする運用が求められるということがわかる。

3.3　生産設備の設計のポイント

　無菌操作法により製造されるバイアル製剤をモデルケースとして，製造フローの順に工程を解説する。モデルとなるバイアル製剤の製造フローを図3.7に示す。

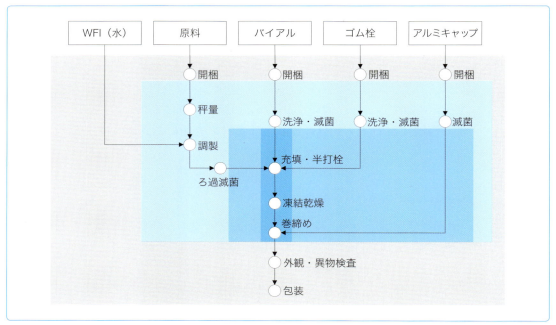

図 3.7　バイアル製剤の製造フロー例

3.3.1　秤量

　秤量作業のイメージを図3.8に示す。
　秤量は，パイロジェンが除去された原料を電子天秤により計量する行為をいう。秤量された原料容器は別の作業者によって検査することが望ましい。別の作業者を自動化によって代替することも可能である。米国CFR 21（Code of Federal Reguration 21）ではセクション211.101に関連する記述がある。秤量作業では，原料が作業環境に曝露されるため，通常グレードC以上の環境で行われる。製造環境のゾーニングについては3.6項にて解説する。

3.3.2　調製

　調製のイメージを図3.9に示す。
　秤量された原料（主薬，副原料）を注射用水（WFI）あるいはその他の溶媒に溶解させる作業を調製作業という。調製タンクへの原料投入は多くの場合，開放系操作となる。
　開放系作業では，原料および溶媒が環境に曝露されるため，調製作業は，通常グレー

3.3 生産設備の設計のポイント

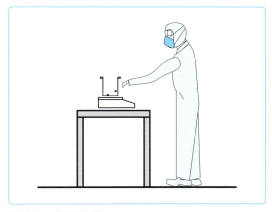

図 3.8　秤量作業

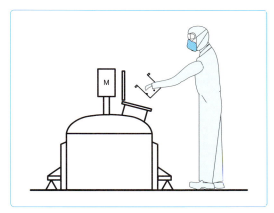

図 3.9　調製作業

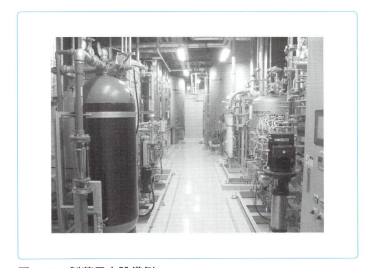

図 3.10　製薬用水設備例

ド C 以上の環境で行われる。また，注射剤の原料となる水はパイロジェンが除去された注射用水（WFI：Water for Injection）でなければならない。したがって，注射剤製造工場には，専用の製薬用水設備が必要となる。製薬用水設備では，通常は飲料水を原水として供給し，精製水，注射用水（WFI）および純蒸気を製造し，必要箇所へ供給する。図 3.10 に製薬用水設備の設備外観を示す。

3.3.3　ろ過滅菌

調製された薬液を $0.22\mu m$ 以下のポアサイズのフィルタを用いて加圧ろ過することをろ過滅菌という。無菌操作法で製造される薬剤の場合の多くは，薬剤の無菌化はこの

ろ過滅菌によってなされる。「EU，PIC/S GMP Annex 1」では2段のフィルタによるろ過滅菌を推奨しているため，PIC/Sに正式加盟した日本も今後2段ろ過が主流となっていくと考えられる。図3.11にろ過滅菌用のフィルタエレメント外観を示す。

　図3.12に2段ろ過を行う際の設備構成例を示す。左図は1段ろ過後にろ過受けタンクで一度貯留し，その後，2段目のフィルタでろ過を行う方式である。右図はろ過受けタンクを用いず，直列2段に設置したフィルタを用いる方式となっている。設備構成面では右図のろ過受けタンクをなくしたパターンがシンプルで優れているようにも見えるが，ろ過受けタンクがない場合は，充填作業が終了するまで調製タンクのCIP

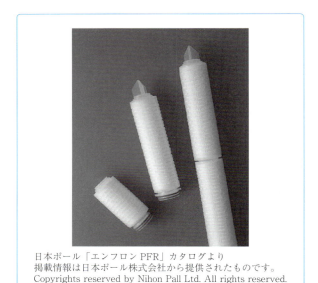

図3.11　ろ過滅菌用フィルタエレメント

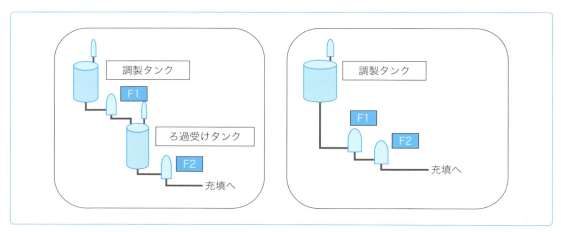

図3.12　2段ろ過実施時のタンク／フィルタ構成例

(Cleaning in Place）を開始できないという運用上のデメリットがあるので注意が必要である。運用に合わせて，適切な設備構成を選択することが重要である。

3.3.4 バイアル洗浄・滅菌

図3.13にバイアル充填一貫ラインの設備構成例を示す。左から順にバイアル洗浄機，続いてトンネル滅菌機，そしてトンネル出口部にアイソレータのバイアル充填および巻締め機の構成となっている。無菌製剤の製造ラインでは，固形製剤のようにバッチ操作で一工程ごとに区切られるのではなく，図3.13の例のように連続的に処理されるケースが多い。これは，製品の汚染リスクが相対的に高いために，製品の充填から容器の閉塞までを最短時間で処理することが求められるという発想による。

自動あるいは人手により供給されたバイアルは，洗浄機により容器内外部の洗浄と内部のWFIリンスを行う。薬液が接触する容器内面は，通常，パイロジェン残留リスクを下げるためにWFIにより最終リンスを行う。洗浄後のバイアルは，連続するトンネル滅菌機（連続式乾熱滅菌機）に供給され，加熱により容器の無菌化と脱パイロジェンを行う。トンネル滅菌機で滅菌された後の容器は，グレードAの環境で保護されなければならない。洗浄機は，図3.14に示すロータリータイプと図3.15に示すインラインタイプの2つのタイプが現在の主流となっており，取り扱いメーカーや製品に応じて選択を行う。

図3.16にトンネル滅菌機の模式図を示す。トンネル滅菌機は3つの異なるゾーンに

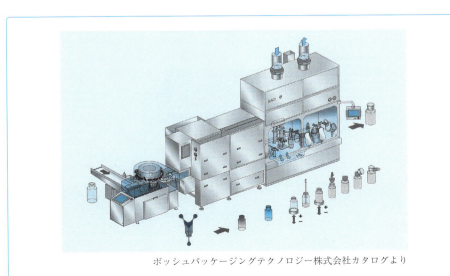

ボッシュパッケージングテクノロジー株式会社カタログより

図3.13　バイアル充填一貫ラインの設備構成例

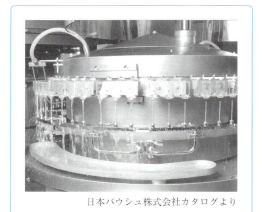

図 3.14　ロータリータイプ洗浄機

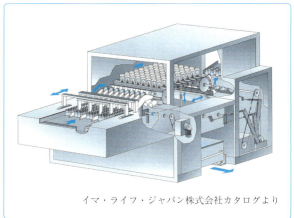

図 3.15　インラインタイプ洗浄機

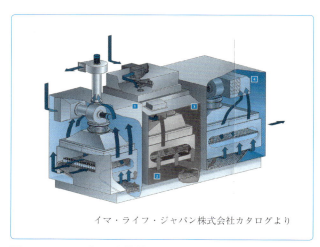

図 3.16　トンネル滅菌機　模式図

より構成されており，手前から予熱ゾーン，滅菌ゾーン，冷却ゾーンとなっており，容器は手前から奥に流れていく。予熱ゾーンは滅菌ゾーンから吹き出される高温の気流を利用して容器を予熱するゾーンとなる。真ん中の灰色の部分は電気ヒーターにより300℃前後まで加熱し，滅菌と脱パイロジェンを行う滅菌ゾーンとなる。奥の青色の部分は，高温に熱せられたバイアルを室温付近までクールダウンする冷却ゾーンで冷却の方式は空冷の場合と水冷の場合がある。

3.3.5　バイアル充填・打栓

充填は，滅菌されたバイアルにろ過滅菌済みの薬液を無菌的に充填する作業である。

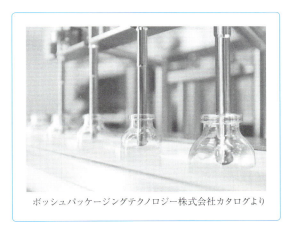

ボッシュパッケージングテクノロジー株式会社カタログより

図 3.17　バイアル充填部

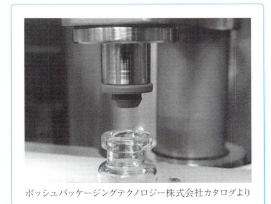

ボッシュパッケージングテクノロジー株式会社カタログより

図 3.18　ゴム栓打栓部

　充填が行われる環境は，薬液が環境に曝露されるため，グレードAとする必要がある。そして充填後の容器は，製品への汚染リスクを考慮し，速やかに打栓を行う。打栓状態は，液剤の場合は全打栓，凍結乾燥製剤の場合は半打栓となる。

　ろ過滅菌された薬液が接触する充填機の配管・タンク類は，あらかじめ滅菌されパイロジェン除去がなされていなければならない。そのため充填機の接液配管やタンク類は，洗浄しWFIによるリンスを行った後に，ピュアスチーム（純蒸気）により滅菌を行う。これらの洗浄，滅菌を定置で実施可能な場合，それをCIP/SIP（Cleaning in Place/Steam in PlaceあるいはSterilization in Place）という。CIP/SIPが実施できない場合は，分解洗浄の後，オートクレーブで高圧蒸気滅菌を行い，充填機に無菌的に組み付けを行う必要がある（図3.17充填のイメージ写真，図3.18打栓のイメージ写真）。

3.3.6　ゴム栓洗浄・滅菌・乾燥

　バイアルに打栓されるゴム栓もまた，洗浄，滅菌されパイロジェン除去がなされていなければならない。多くの場合はゴム栓洗浄滅菌装置により，ゴム栓を洗浄，WFIによるリンスを行った後，ピュアスチームでゴム栓の滅菌，その後の乾燥を行う。滅菌済みのゴム栓は無菌化された密閉容器を用いて充填機へ供給される。洗浄済みのゴム栓を購入して使用する場合は，ゴム栓をタイベック製の滅菌バッグに入れ，高圧蒸気滅菌した後に充填機へ供給する（図3.19ゴム栓洗浄滅菌装置の写真）。

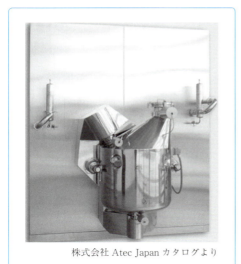
株式会社 Atec Japan カタログより

図 3.19　ゴム栓洗浄滅菌装置

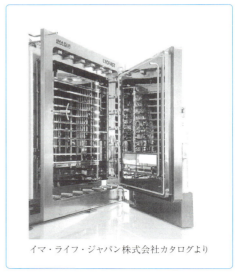
イマ・ライフ・ジャパン株式会社カタログより

図 3.20　真空凍結乾燥機

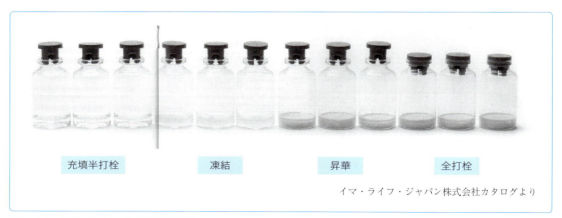
充填半打栓　　凍結　　昇華　　全打栓

イマ・ライフ・ジャパン株式会社カタログより

図 3.21　真空凍結乾燥の状態推移

3.3.7 真空凍結乾燥

　充填・半打栓されたバイアルを真空凍結乾燥機に入庫し，薬液を凍結後，高真空下で昇華させることより，製品の水分（溶剤）を除去する工程を真空凍結乾燥という。真空凍結乾燥後の固形物は「ケーキ」と呼ばれ，患者さんに注射する際にはWFIで溶解して用いる。真空凍結乾燥工程が終了した後に，真空凍結乾燥機の棚板の間隔を詰めることによりゴム栓は全打栓される（図3.20 真空凍結乾燥機の写真）。

　図3.21は真空凍結乾燥時のバイアルの状態推移を示したものである。液剤が凍結し，水分が昇華していく様子や半打栓の状態が理解できる。

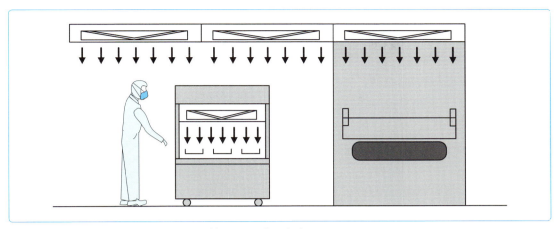

図3.22　HEPA付き台車とトレイを使った人手入出庫

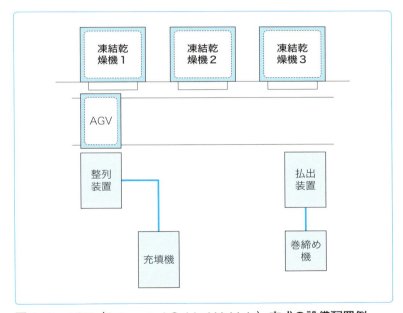

図3.23　AGV（Automated Guided Vehicle）方式の設備配置例

　真空凍結乾燥機を用いる際に課題となるのが，バイアルなどの中間製品をどのようにして真空凍結乾燥機に入庫・出庫するかである。治験薬や小ロット製品などでは，図3.22に示したようにグレードAの一方向気流下でHEPA付き台車とトレイを用いて人手により凍結乾燥機に入出庫するケースが多い。この場合は，作業者由来の汚染が製品に混入しないための適切なSOPの設定が必要かつ重要となる。

　一定数量以上のロットサイズであれば，作業者からの汚染リスクがない自動による入出庫方式の選択が望ましい。ここでは，AGV（Automated Guided Vehicle）を用いた方式と，コンベヤにより接続する方式（コンベヤープッシャー方式）を紹介する。図

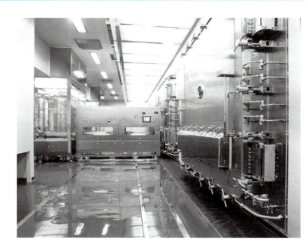

共和真空技術株式会社提供

図 3.24　AGV 方式の設備

図3.23および図3.24にAGV方式の模式図と装置事例を示す．AGV方式では，その名の通りAGVにより充填されたバイアルを所定の真空凍結乾燥機まで搬送し入庫を行い，真空凍結乾燥後にはAGVにより真空凍結乾燥機からの出庫と巻締め機への払い出しを行う．AGV方式は複数の充填ラインでいくつかの真空凍結乾燥機を兼用して使用する場合などに有効な方式であるが，AGV部分のアイソレータ化が困難であるため，AGVエリアをグレードBエリアとしなければならない点がデメリットとなる．

図3.25はAGV方式で両扉式（ワンスルー式）の真空凍結乾燥機を用いた場合の模式図である．この場合は，入庫用のAGVと出庫用のAGVが別々となるため，入庫作業と出庫作業が同時に独立して行えるため，生産のフレキシビリティーの観点からも優れた方式といえる．ただし，両扉式の真空凍結乾燥機を採用する場合は，図3.26に示すように，コールドトラップや冷凍機類を別の階に設置するなどのレイアウト面での考慮が必要となる．

図3.27および図3.28にコンベヤープッシャー方式の模式図と装置事例を示す．こちらはAGV方式と異なり，充填機と真空凍結乾燥機，巻締め機までを一筆書きでコンベヤ接続する方式である．入庫時は，入庫装置側に設けられたプッシャーにより一列ずつ真空凍結乾燥機に押し込んでいく．真空凍結乾燥が終わった後は，真空凍結乾燥機の後方に取り付けられた出庫用プッシャーによりバイアルを押し出してコンベヤに供給する．この方式のメリットは，AGV方式では対応が難しいアイソレータ化が比較的容易であるという点である．充填機から凍結乾燥機の入出庫部分までをすべてグレードDあるいはCとして，グレードA部分はアイソレータによる高度な無菌保証を達成することが可能となる．また近年，高薬理活性の医薬品，いわゆる封じ込めが必要な製品の需

3.3 生産設備の設計のポイント

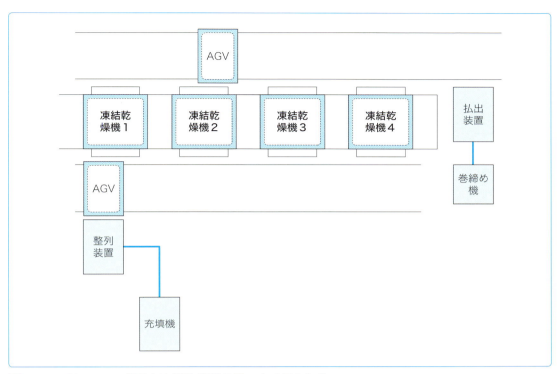

図 3.25　ワンスルー式真空凍結乾燥機を用いた AGV 方式

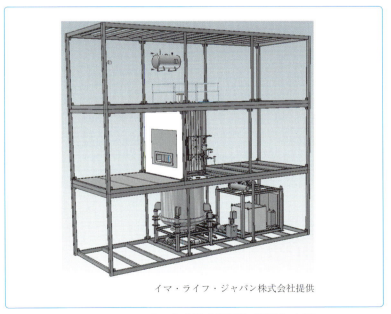

図 3.26　コールドトラップ・冷凍機を下層に配置した例

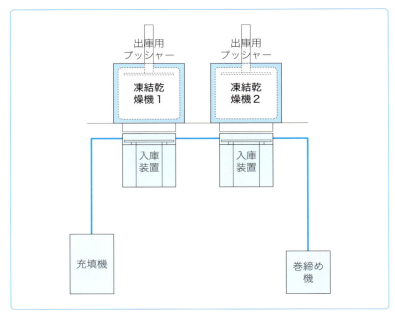

図 3.27　コンベヤープッシャー方式の設備配置例

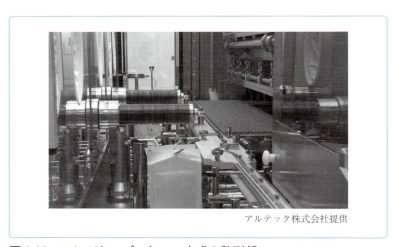

図 3.28　コンベヤープッシャー方式の整列部

要が増加しており，そういった製品の製造を考慮する際には，アイソレータ化が必須となるため本方式は有効な方式といえる。

図3.29はコンベヤープッシャー方式で4台の凍結乾燥機を接続する場合のレイアウト例を示す。巻締め機を左右に2台設置し，左右交互に凍結乾燥機に入庫・出庫を行うことで，効率的な運用ができる。また，入庫側をコンベヤープッシャー方式として出庫側はAGV方式とするハイブリットの設備（図3.30）もバリエーションとしては考えられる。

3.3 生産設備の設計のポイント

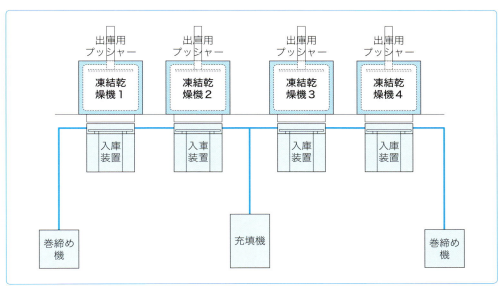

図 3.29 コンベヤープッシャー方式の設備配置例（凍結乾燥機 4 台）

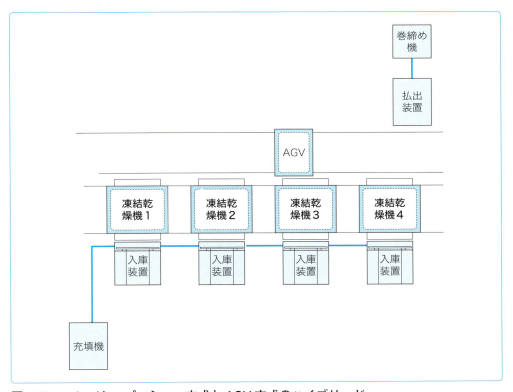

図 3.30 コンベヤープッシャー方式と AGV 方式のハイブリッド

3.3.8 アルミキャップ巻締め

アルミキャップの巻締めについては，日本も正式加盟した「EU，PIC/S-GMP Annex 1」の記述を正しく理解することが理解の近道であるので，ガイダンスの記載内容を以下に引用する（図3.31　巻締めのイメージ）。

> 118．無菌的に充填されたバイアルの容器栓システムは打栓されたバイアルにアルミキャップが巻き締めされるまでは完全性は十分でない。そのためキャップの巻き締めは栓を挿入したら可及的速やかに実施しなければならない。
>
> 120．バイアルのキャップ巻き締めは滅菌されたキャップを用いて無菌工程として実施しても良いし，無菌重要区域外でクリーンプロセスとして実施しても良い。後者のアプローチを採用した場合，無菌操作区域から出るまではグレードAで保護され，その後もキャップが巻き閉められるまではグレードAの空気供給下で保護されなければならない。

すなわち，バイアルはアルミキャップを巻締めするまでは容器の閉塞は完全ではないことと，そして，巻締めを行う環境は，①充填やゴム栓打栓と同じように無菌工程として実施するか，②無菌重要区域外で行う場合は，グレードA空気の供給下で行うことが

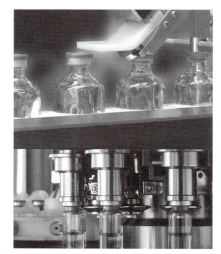

ボッシュパッケージングテクノロジー株式会社カタログより

図3.31　アルミキャップ巻締め部

必要であることがわかる。

　ここで注意が必要なのは,「グレードA空気の供給」（Grade A Air Supply）という言葉で,この意味するところは,HEPAフィルタを通した気流ということであり,いわゆるグレードA区域を指しているのではないということを理解いただきたい。すなわち,グレードA空気の供給下の環境はグレードAである必要はない,ということである。このグレードA空気の供給については,PIC/Sから2010年に発行されたRECOMMENDATION[3.2]に詳しい記述があるので紹介する。

Section 120（抜粋）

Grade A air supplyのクオリフィケーションは,

- “非稼働時（at rest）”条件（＝装置は動いているが,作業者不在の状態）でなされる。
- 微粒子はグレードA要件をフィルタ吹き出し下にて適合することが望まれる。
- スモークによる気流確認はなされるべきであるが,一方向気流は要求されない。（中略）周囲環境雰囲気の誘引がないことは示されるべきである。
- 風速の限界値は適正に設定され,妥当性が示されるべきである。
- 微粒子と微生物モニタリングの要件は,リスクアセスメントに基づき,企業により設定されるべきである。

Section 121（抜粋）

　巻締め前のゴム栓脱落や不完全な打栓状態を高精度で検出する信頼性の高いシステムが必須となる。

　不良判定されたバイアルは,巻締め前に系外排出されるべきである。巻締め後に排出する方法も許容されるが,巻締め前に行うことを推奨する。

　正しく打栓しその完全性を担保する優れたプロセス制御が行われれば,巻締め環境モニタリングへの依存度は下がる。

　不完全な打栓状態を検出し,排出するシステムがない場合は,クリーンプロセス（＝非無菌エリアでGrade A air supplyによる環境）ではなく無菌プロセス（＝Grade A環境）で巻締めが実施されなければならない。

　一方,日本の「無菌操作法による無菌医薬品の製造に関する指針」には以下の記述がある。

　キャップの巻締め工程を無菌操作区域以外で実施する場合は,打栓されたバイアルが重要区域（グレードA）から搬出された後,巻締めが完了するまではグレードA

の空気を供給することで保護されなければならない。キャップの巻締めは，その製品の容器–栓密封完全性に基づく汚染リスクに応じてグレードC以上の清浄度レベル区域に於いて行い，微生物汚染リスクまたは巻締め時に発生する微粒子などの汚染リスクに応じて補足的な措置を採ること。また，打栓を行う場所と巻締めを行う場所との距離及び打栓から巻締めまでにかかる時間については，可能な限り短くすること。

基本的に「EU, PIC/S-GMP Annex 1」の内容を踏襲していることがわかる。また，「FDAの無菌医薬品ガイダンス」では，以下の表現となっている。

巻締工程を無菌操作エリア外で行う場合，巻締めが完了するまでローカルプロテクションなどの適切な保護手段を講じるべきである。

「FDAの無菌医薬品ガイダンス」では「グレードA空気の供給（Grade A Air Supply）」という言葉の代わりに「ローカルプロテクション（Local Protection）」という言葉を使っているが，意図するところは同じと理解してよい。

次に，巻締め環境によるゾーニングの違いについて模式図を用いて説明する。

図3.32にRABS（Restricted Access Barrier Systems）を用いて巻締めを無菌操作工程として実施する場合の設備構成とゾーニングの例を示す。この場合は，充填から巻締めまでがRABS内のグレードA環境となるため，巻締め機に供給されるアルミキャップはグレードA環境を汚染しないよう，滅菌された状態でRTP（Rapid Transfer Port）などを利用して無菌的に供給される必要がある。

図3.33にアイソレータを用いて巻締めを無菌操作工程として実施する場合の設備構成とゾーニングの例を示す。この場合も充填から巻締めまでがグレードAとなるが，ア

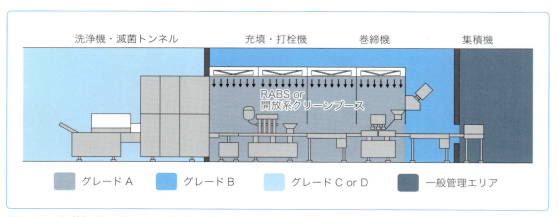

図3.32　無菌操作工程として巻締めを行う場合（RABS）

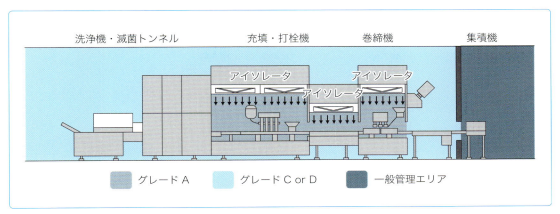

図3.33 無菌操作工程として巻締めを行う場合（アイソレータ）

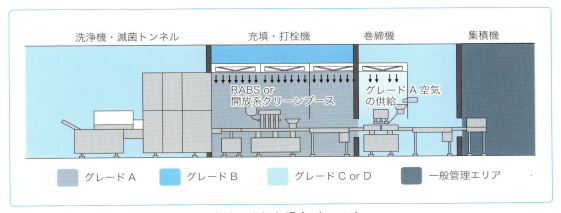

図3.34 グレードA空気の供給下で巻締めを行う場合（RABS）

　イソレータ利用のためグレードAの周囲環境はグレードCあるいはDの環境となり，グレードBのエリアが不要となる点が図3.32との大きな違いである。巻締め機に供給されるアルミキャップはやはり，滅菌されたものを無菌的に供給する必要がある。

　図3.34にRABSを用いて巻締め工程をグレードAの空気供給下で行う場合の設備構成とゾーニングの例を示す。この場合は，充填とゴム栓の打栓を行う部分のみがグレードAの環境（周囲環境はグレードB）となり，巻締めを行う環境は無菌操作区域外となっている点が先ほどまでの例と異なる。そして，巻締めを行う部分は局所ブースによりプロテクトされてグレードA空気が供給される。この場合，グレードA空気の供給下は無菌操作区域ではないので，アルミキャップの滅菌は必須ではない。そして，アルミキャップの供給もRTPのような無菌的接続デバイスを用いることなく開放系操作で供給しても問題ない。

　図3.35にアイソレータを用いて巻締め工程をグレードAの空気供給下で行う場合の設備構成とゾーニングの例を示す。図3.34との違いは，充填・打栓部がアイソレータ

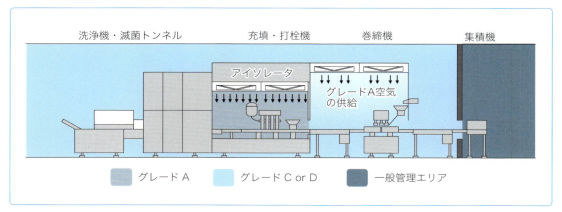

図 3.35　グレード A 空気の供給下で巻締めを行う場合（アイソレータ）

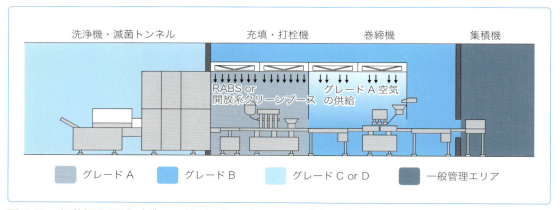

図 3.36　無菌操作区域（グレード B）内でグレード A 空気を供給して巻締めを行う場合

になっていること，その結果アイソレータの周囲環境がグレードCあるいはDとなっている点である。この場合はアイソレータ出口直後にグレードA空気を供給するブースを設けることになる。アルミキャップの供給手順については図3.34の例と同様である。

　図3.36はグレードBエリア（無菌操作区域）内に巻締め機を設置するものの，巻締めは無菌操作工程としては扱わないというケースである。充填・打栓を行う部分はグレードA管理のRABSとなっているが，巻締めを行う部分はグレードA空気の供給とし，グレードA管理を行わないということである。この場合のアルミキャップの供給は，アルミキャップをグレードBゾーンに持ち込むための滅菌は一度必要になるが，巻締め機に供給する際にはRTPのようなデバイスは不要で，開放系操作で供給することが可能である。

　このように，巻締めの設備構成とゾーニングにはさまざまな組み合わせが存在することを理解いただけたであろうか。

3.4 その他の製造技術

近年は技術のブレイクスルーにより新しい技術の採用も始まっている。そのいくつかを紹介する。

3.4.1 Ready to Use容器

RTU（Ready to Use）容器はその名の通り，すぐに使用可能な容器のことで，資材サプライヤ側ですでに洗浄や滅菌処理が行われ，環境を維持できるパッケージに包まれた形で供給されるものである。はじめは，図3.37に示すような洗浄，滅菌済みのプレフィルドシリンジから始まり，近年では，バイアル（図3.38）やゴム栓，アルミキャップについてもRTU化された資材を入手することが可能である。

図3.39はRTUのプレフィルドシリンジを用いる場合の処理工程を模式的に示したものである。当然であるが，洗浄，滅菌済みであるので，シリンジの洗浄機や滅菌トンネルは必要ない。それに伴い，洗浄水や滅菌ヒーター用の電力といったユーティリティー供給も不要になる。また，洗浄や滅菌のバリデーション負荷を大きく軽減することが可

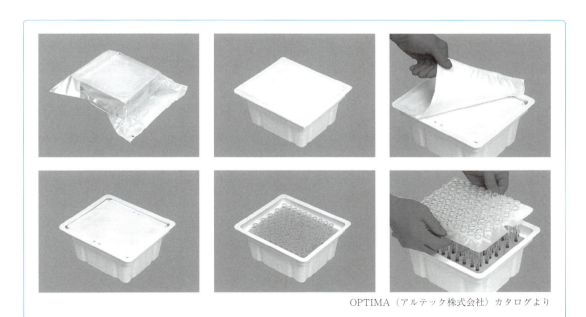

OPTIMA（アルテック株式会社）カタログより

図3.37 RTU（Ready to Use）のシリンジ

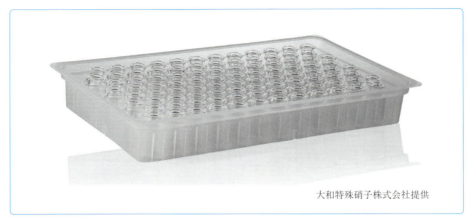

図3.38 RTUバイアル

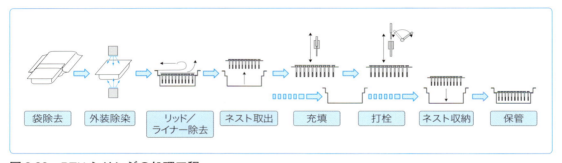

図3.39 RTUシリンジの処理工程

能で，早期の上市が求められる場合などでは特に有効である。一方，洗浄，滅菌を資材サプライヤにアウトソースするということになるので，資材サプライヤの品質管理が適切かどうかについてはエンドユーザー側で監査を行う必要がある。また，資材の供給が滞ることがあると製造が止まってしまうデメリットがあり，RTU資材の安定供給の確保もエンドユーザー側で注意が必要なポイントといえる。

　RTU容器を用いる際，問題となるのがタブと呼ばれる容器が入ったトレイをいかにしてアイソレータやRABSのグレードA環境に持ち込むかという点である。図3.39の外装除染にあたる部分であり，方法としては，電子線滅菌，過酸化水素ガスによる除染，手作業による外装消毒などが選択肢としてはある。それに加えて，今後主流となっていくことが予想される方法を紹介する。それは，No Touch Transfer（NTT）方式と呼ばれる方式で，タブの外袋を機械によりタブに接触することなく取り外し，タブのみをグレードAの環境下に供給するという方式である（図3.40）。この方式を用いれば，タブの外装滅菌や除染が不要となるので大きなメリットがある。すでに，NTT方式で海外の主要な当局の査察を通過している事例があることも付け加えておく。ただし，NTT方式は1タブごとに袋から取り出す作業を機械が行う関係上，速度的な制約

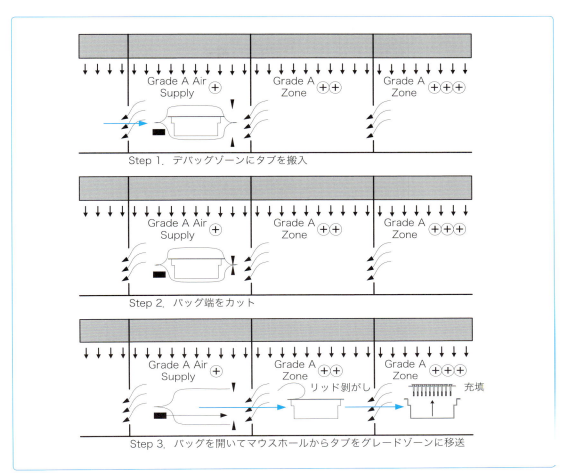

図 3.40　タブの No Touch Transfer（NTT）による移送

がある。すなわち，600本／分を超えるような設備では機械的処理能力が追いつかないため，現状ではNTT方式は採用できない。その場合は，電子線による外装滅菌が有効な手段となる。

3.4.2　シングルユース製品

　以前よりバイオ原薬製造分野で広く活用されてきたシングルユース製品が，近年，RTU容器の活用とともに無菌製剤製造プロセスへ適用される事例が増加してきている。シングルユース製品もRTU容器と同様に，資材サプライヤ側であらかじめ洗浄や滅菌処理を施した樹脂製の製品群である（図3.41シングルユース製品例）。

　その名が示すとおり一度きりの使用となるため，接液部の洗浄バリデーションは不要となる。当然ではあるがクロスコンタミネーションのリスクはない。洗浄や滅菌が不要

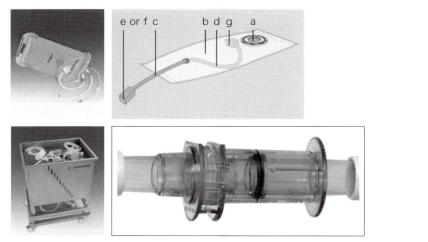

ザルトリウス・ステディム・ジャパン株式会社カタログより．日本ポール株式会社カタログより
掲載情報は日本ポール株式会社より提供されたものです．
Copyrights reserved by Nihon Pall Ltd. All rights reserved.

図 3.41　シングルユース製品

であるため，それらを行うための設備やユーティリティーも不要である．ただし，これらの製品を使うにあたっては，溶出物や浸出物（Extractables／Leachables）に関する事前のデータ取得が必要であり，製剤に適合しない場合はもちろん使うことはできない．シングルユース製品を採用する場合は，RTU容器同様，資材サプライヤ側の品質管理体制を十分に確認することと，資材の安定供給の確保のための考慮が必要となる．

　無菌製剤製造において，シングルユースの充填アセンブリを使用する場合について考えてみる．この場合にポイントとなるのは，充填ポンプ（ペリスタルティックポンプ）の位置である．図3.42に充填ポンプをアイソレータ外に設置した例を示す．その場合，充填ポンプをアイソレータ外に設置するため，アイソレータはコンパクトにすることができる．また，充填ポンプに薬液チューブをセットする作業は通常の手作業として行えるので容易である．一方，充填ポンプから充填針までの距離が長くなってしまうため充填精度に影響を与える場合がある．そして，充填チューブにリークが認められた場合，チューブはアイソレータ外のため無菌ブレイクとなってしまうリスクがある．

　図3.43は充填ポンプをアイソレータ内に設置した例である．この場合は，充填ポンプをアイソレータ内に設置するため，メーカーによってはアイソレータ形状が大きくなる場合がある．そして，充填ポンプに薬液チューブをセットする作業はアイソレータのグローブ越しに行う必要がある．一方，充填ポンプから充填針までの距離は短くすることができるため充填精度の面からは有利となる．また，充填チューブにリークが認められた場合でも，この場合は，チューブがアイソレータ内のグレードA環境下にあるので，無菌ブレイクしないというメリットがある．

3.4 その他の製造技術　83

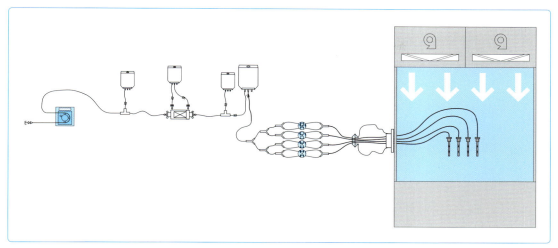

図 3.42　充填ポンプをアイソレータ外に設置した場合のシングルユース充填設備

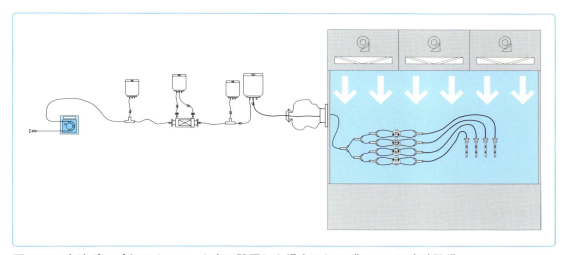

図 3.43　充填ポンプをアイソレータ内に設置した場合のシングルユース充填設備

3.4.3　モジュール式アイソレータ

　近年のトレンドとして，小ロット多品種の製造のニーズが増加しており，その傾向は今後も高まっていくと考えられる。そうしたニーズに応える新しい技術を紹介する。その技術とは，アイソレータをモジュール化し，アイソレータのキャビン部分とベース部分の接続部を決められたモジュールサイズにするという手法である。例として，アイソレータメーカーが開発した"L-Flange"方式を図3.44に示す。モジュール化したアイソレータを採用することにより，L-Flange部分をいくつかの異なるアプリケーション

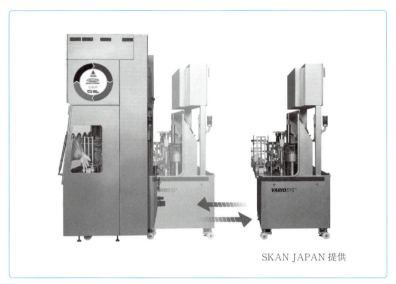

図 3.44 モジュール式アイソレータ

に切り替えることが可能になる。例えば，単一のアイソレータラインで，ある期間はタブ・ネストのプレフィルドシリンジを製造するシリンジ充填モジュールを接続し，他の期間では，バイアル充填モジュールを接続しトレイ入りバイアルを充填するといったこれまでは実現できなかったような異なる容器形態の充填作業を，同一のアイソレータで行うことが可能となる。モジュール式アイソレータの技術はRTU容器やシングルユース製品とともに用いることで高いフレキシビリティーが得られる。

3.5　無菌操作環境

　グレードA環境を供給するための設備にはいくつかの選択肢がある。1つは従来からある開放系のクリーンブースでコンベンショナルラミナーフローブースとも呼ばれる。それから，この10年で飛躍的に採用件数が増えたRABS（Restricted Access Barrier Systems），そしてアイソレータである。図3.45はこれら各種設備の位置づけを模式的に示した図である。オープンベンチやトラディショナルクリーンルームと記載がある部分は開放系のクリーンブースと読み替えてよい。トラディショナルクリーンブースとRABSの間に線があり，これ以上の設備，すなわちRABSとアイソレータは高度な無菌操作が可能な設備という位置づけとなる。次項からは，それぞれの設備の特徴を解説する。

3.5 無菌操作環境

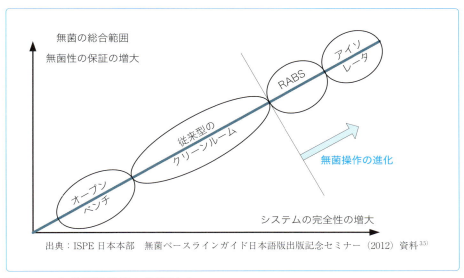

図 3.45　無菌環境設備の位置付け

3.5.1　開放系のクリーンブース

図3.46に開放系クリーンブースの事例を示す。開放系クリーンブースは次のような特徴を有する。

- 作業者のアクセス制限は，開閉可能な仕切り（ソフト/ハード）による。（明確な仕切りがない場合もある）
- グレードBの環境（いわゆる無菌室）に設置する。
- プロセス部への作業者のアクセスが許容されているため（厳格に管理されておらず），適切なSOPの設定とその遵守が汚染防止のために求められる。
- 標準的な手動の消毒を作業前に行い，ブースの開放があれば都度消毒を行う。
- モノの搬入・搬出のためにブースの開放を許容するため，モノの搬入・搬出に伴う汚染リスクが高い。

3.5.2　RABS

図3.47にRABSの事例を示す。RABSの特徴をまとめると以下のようになる。

- 作業者のアクセスを制御する物理的バリア（ハードな間仕切り）と周辺環境へ

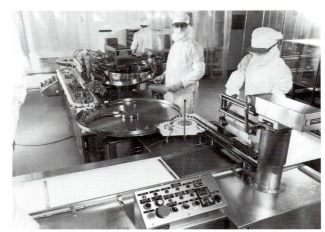

出典：ISPE 日本本部　無菌ベースラインガイド日本語版出版記念セミナー（2012）資料[3.5]

図 3.46　開放系クリーンブースの例

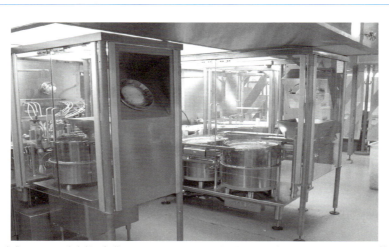

出典：ISPE 日本本部　無菌ベースラインガイド日本語版出版記念セミナー（2012）資料[3.5]

図 3.47　RABS の例

　　　流出するダウンフロー気流による空気力学的バリアを組み合わせている。
・グレードBの環境に設置する。
・高水準の消毒を作業前に行い，原則としてその後はブースの開放を行わない。
　（まれに開放することは許容する）
・モノの搬入・搬出はブース内の環境を汚染することのない方法によって行う。
　（例：RTPの使用）

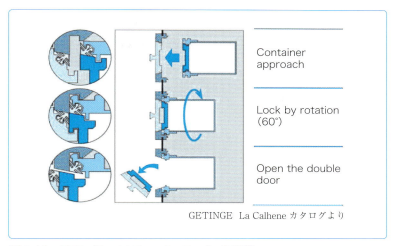

図 3.48　RTP（Rapid Transfer Port）の構造

　RTP（Rapid Transfer Port）の仕組みを図3.48に示す。

　RABSについては，ISPEからRestricted Access Barrier Systems（RABS）for Aseptic Processing ISPE Definition（ISPEのRABSの定義）が2005年に発表されており，現在もそれがRABSの仕様・運用に関するバイブルとなっている。ISPEのRABSの定義に記載されている内容を抜粋して紹介する。

> ・ハードタイプの隔壁により，無菌操作と作業者を分離する。
> ・殺芽胞薬剤でRABS内部の表面を消毒した後にRABSの扉を開ける必要がないようにする。
> ・扉を開放する作業が必要な際には，RABS外におけるISO5（クラス100）の縦向きの単一方向流を設置することがRABS内部の環境を保護する手段となる。
> ・扉を開放した後には，適切な薬剤を使用して，RABS内部の表面を消毒する。
> ・RABSの扉を開放する作業は，重大な事象として記録する。

　ISPEのRABSの定義をフォローしたガイドとしては無菌医薬品設備のエンジニアリングガイド[3.3)]があり，併せて紹介する。

　また，「無菌操作法による無菌医薬品の製造に関する指針」にもRABSの記載がある。一部を抜粋して紹介する。

> ・RABSが設置される部屋は直接支援区域として定義し，その環境の空気の清

浄度レベルは，グレードB以上とすること。

・無菌操作中に職員が介入する場合は，グローブ，又はハーフスーツを介して作業を行うこと。

・RABS内の製品の非接触面については，適切な方法により消毒を行うこと。

・RABS内へ滅菌された材料を持ち込む場合は，汚染を防ぐ適切な移送システムによって行うこと。

・製造作業中にRABSの扉を開けて職員の介入操作を行う場合は，製品の汚染リスクが高くなるため，以下に留意すること。

①介入操作後に適切な消毒を行い，潜在的な汚染リスクを排除すること。

②扉を開けた時にRABS内にあった容器の扱いについては，製品に対する汚染リスクに基づき，あらかじめ適切な処置手順を定めておくこと。想定外の事象により扉を開けた場合は，原則としてRABS内の容器を全て取り除くこと。

③介入操作は全て記録すること。

・無菌操作中に開ける可能性のある扉の外側には，ISO5（少なくとも無負荷時）のプロテクションブースを備えていることが望ましい。

このように，「無菌操作法による無菌医薬品の製造に関する指針」の記載は基本的にISPEのRABSの定義の内容を踏襲していることがわかる。その他，RABSに関する有益なガイドとしては英PHSS（The Pharmaceutical and Healthcare Sciences Society）が発行する技術モノグラフ[3.4]があるので，興味のある方は参照していただきたい。

3.5.3 アイソレータ

図3.49にアイソレータの事例を示す。アイソレータは現在の技術レベルにおいては最も高いレベルで重要区域（グレードA）を外部の汚染から守ることができるシステムといってよい。アイソレータの特徴を以下に記載する。

・ステンレスおよびガラスで構成された筐体により，作業者をグレードAのプロセス部から完全に隔離することが可能。

・グレードCあるいはDの環境に設置が可能。

・内部を設定された陽圧に保つことにより，外部からの汚染侵入リスクを低減させる。

・過酸化水素ガスなどの殺芽胞薬剤を使用して，6log減少レベルのバリデートされた除染を定期的に実施可能。

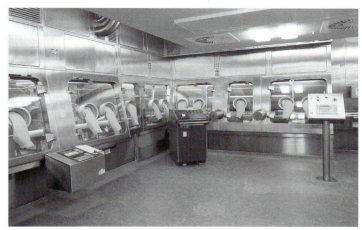
出典：ISPE 日本本部　無菌ベースラインガイド日本語版出版記念セミナー（2012）資料[35]

図 3.49　アイソレータの例

　アイソレータについては各種ガイダンスにその有効性が述べられている。ここでは，日本の「無菌操作法による無菌医薬品の製造に関する指針」と「FDA の無菌医薬品ガイダンス」の記述を紹介する。

無菌操作法による無菌医薬品の製造に関する指針

19.1　アイソレータシステム（抜粋）
　適切に設計されたアイソレータは高度な無菌性環境が達成されるが，完全に密閉された空間ではない。従って，薬理活性の高い薬物の製造においては内部を陰圧に保持したアイソレータが用いられることもあるが，通常の無菌医薬品に係る製品の製造においては，内部が陽圧に保持されたアイソレータが用いられる。また，製品の無菌性を高度に保証するためには，HEPA フィルタ，グローブ，ハーフスーツ及び各種シール部の保守・点検を含む包括的な予防保全プログラムが必要である。

FDA の無菌医薬品ガイダンス
APPENDIX 1：ASEPTIC PROCESSING ISOLATORS
　アイソレータは外部のクリーンルーム環境と無菌操作区域を分離し，作業者への曝露を最少にする。
　適切に管理され，設計されたアイソレータは，従来の無菌操作に比べて明らかに優位である。

3.5.4 無菌操作環境の今後の展望

　最大の関心事は，開放系のクリーンブース（コンベンショナルラミナーフローブース）による製造はいつまで許容されるのかであるが，これについては，以下のFDA関係者のコメントを参照していただきたい。

　2013年のISPE　Aseptic Conference（ボルチモア）で，FDAのRick Friedman氏は，「**コンベンショナルなクリーンルームはコンプライアンスのボーダーライン上にある**」と述べている。

　一方，2016年のISPE　AsepticConference（ワシントン）では，Ｑ＆Ａセッションで FDA 担当官は，「カーテンを付けただけのようなコンベンショナルな充填設備はいつまで許容されるのか（RABSやアイソレータを義務化しないのか）」との質問に対して，「**強制はできないが，旧設備の査察は厳しくしてRABSやアイソレータへの切り替えを勧めていく**」との回答をしている。

　実運用している開放系のクリーンブースが多数存在する中で，開放系のクリーンブースの使用が不可となることは，しばらくはないと考えるが，開放系のクリーンブースを使用している場合は，製造環境の汚染リスクが適切にコントロールされていることを当局に明確に示す査察対応が求められる。

　今後，新規に無菌充填設備を導入する場合は，アイソレータもしくはRABSを選択することがほぼ必須となると考えてよい。アイソレータとRABSでどちらを採用すべきかについては，プロセスを含む制約要件によって都度判断する必要がある。導入時のイニシャルコストと運用面でのランニングコストをトータルで考慮すると，一般にはアイソレータのほうが安価になるというのが，現状の業界の認識であり，制約がなければアイソレータを選択するというのが，グッドプラクティスになると考える。

3.6 ゾーニング

　無菌医薬品工場の中には，さまざまなゾーニングが存在する。表3.1に示すように清浄度によるゾーニングもあれば，温度・換気レベルによるいわゆる空調のゾーニングも存在する。また，高薬理活性の医薬品を取り扱う場合には，コンテインメントの観点に基づくハザード（封じ込め）のゾーニングが存在する。ここでは，製造環境の空気品質を示す清浄度によるゾーニングについて解説する。

3.6 ゾーニング **91**

表3.1　ゾーニングの種類

ゾーニングの種類	内　　容
清浄度レベルによる ゾーニング	●一般エリア ●清浄度レベル ●無菌／非無菌管理エリア
温度・換気レベルに よるゾーニング	●温度，湿度 ●換気回数 ●無菌／非無菌管理エリア
ハザード（封じ込め） によるゾーニング	●ハザード物質取り扱い有無 ●環境への曝露量

3.6.1　清浄度レベルによる作業所の分類

　図3.50に，「無菌操作法による無菌医薬品の製造に関する指針」で定義されている作業所の区分概念を示す。「重要（操作）区域」，「直接支援区域」，「その他の支援区域」の3つの区域が定義され，そのうち「重要（操作）区域」と「直接支援区域」が「無菌操作区域」に該当する。それぞれの区域は以下のように記述できる。

- ・重要（操作）区域：滅菌された製品など／資材，これらとの直接接触面が，環境に曝露される製造作業区域で，グレードAがそのエリアに相当する。
- ・直接支援区域：クリーンルームに設置した開放系のクリーンブースやRABSを用いて無菌操作を行う場合，重要区域のバックグラウンドとして重要区域内の運転操作・運転監視を行う作業員の作業区域で，通常はグレードBがそのエリアに相当する。
- ・その他の支援区域：滅菌前の製品など／資材が，環境に曝露される製造作業（薬液の調製，無菌操作に使用する装置，器具などの洗浄）を行う区域で，グレードCやグレードDがそのエリアに相当する。

　表3.2に，「無菌操作法による無菌医薬品の製造に関する指針」におけるグレードAからグレードDで定義される空間の最大許容微粒子数と環境微生物の許容基準を示す。ここでポイントとなるのは，グレードで示される空間は，非生物である浮遊微粒子の許容基準と環境微生物の両方の許容基準を満たしている必要があるということである。つまり，ISOで示される清浄度を満たしただけでは不十分で，併せて微生物の管理も求められるということを十分に理解していただきたい。

　次にいくつかのゾーニング例を紹介する。図3.51は無菌操作法で製造される無菌医薬品で，RABSによりグレードA環境を保護しているケースのゾーニング例となる。白い点線で囲われたエリアがRABSとなり，その周囲環境はグレードBであることがわか

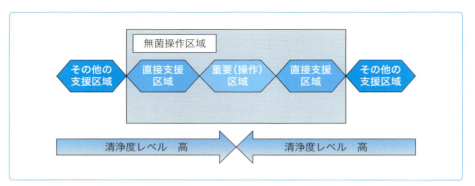

図 3.50　作業所の区分概念

表 3.2　清浄区域の分類

空気の清浄度レベル	最大許容微粒子数（個／m³）				環境微生物の許容基準（作業時）[注1]			
	非作業時		作業時		空中微生物		表面付着微生物	
					浮遊菌	落下菌[注2]	コンタクトプレート	手袋
	≧0.5μm	≧5.0μm	≧0.5μm	≧5.0μm	(CFU/m³)	(CFU/plate)	(CFU/24〜30cm²)	(CFU/5指)
グレードA (ISO5)	3,520	20	3,520	20	<1	<1	<1	<1
グレードB (ISO7)	3,520	29	352,000	2,900	10	5	5	5
グレードC (ISO8)	352,000	2,900	3,520,000	29,000	100	50	25	—
グレードD	3,520,000	29,000	作業形態による*	作業形態による*	200	100	50	—

＊最大許容微粒子数を規定しないケースもある。
注）1　許容基準は平均評価とする。
注）2　1枚あたりの測定時間は，最大4時間までとし，作業時間中測定を行う。

る。また，グレードBのエリアの外には，秤量・調製や，器具洗浄・滅菌を行うためのグレードCの環境が存在し，さらにその外側に検査や包装作業を行う清浄度の管理が不要な管理エリアが存在する。

　図3.52は同じく無菌操作法で製造される注射剤ではあるが，今度はグレードA環境をアイソレータにより保護しているケースのゾーニング例となる。図3.51との大きな違いは，アイソレータのバックグラウンドはグレードD以上であればよいため，無菌管理が必要となるグレードBの空間が不要となる点である。アイソレータのバックグラウンドについては，「無菌操作法による無菌医薬品の製造に関する指針」や「EU，PIC/S-GMPのAnnex 1」ではグレードD以上の環境であれば良いとしているのに対して，「FDAの無菌医薬品ガイダンス」ではグレードC以上の環境が求められている点は注意が必要である。

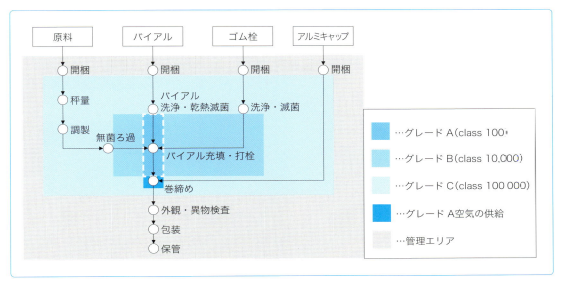

図3.51　無菌操作法のゾーニング例（RABS）

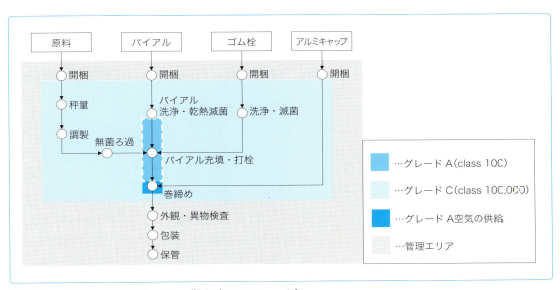

図3.52　無菌操作法のゾーニング例（アイソレータ）

　最後は，無菌操作法ではなく，最終滅菌法で製造される無菌医薬品のケースで，そのゾーニング例を図3.53に示す。「最終滅菌法による無菌医薬品の製造に関する指針」では，充填・閉塞区域はグレードC以上であることが求められている。ただし，製品が環境からの微生物汚染に対してリスクが高い場合は充填部をグレードAとし，その周囲環境をグレードC以上とするとの記述がある。例としてグレードCのバックグラウンドにグレードA空気を供給するプロテクションブースを設置するケースを示す。

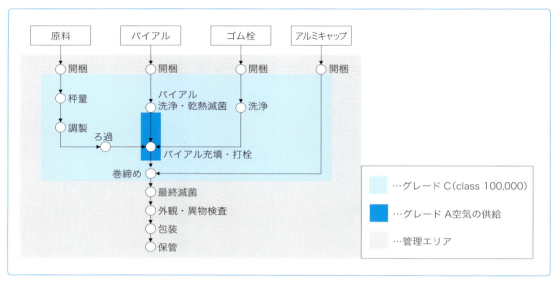

図 3.53　最終滅菌法のゾーニング例

3.6.2　グレードA空気の供給／ローカルプロテクション

　ゾーニングに関連して，「グレードA空気の供給」または「ローカルプロテクション」について説明する。「グレードA空気の供給」の原文は"Grade A Air Supply"であり，「EU，PIC/S-GMP Annex 1」の巻締めに関する記述に登場する（3.3.8項参照）。一方の「ローカルプロテクション」（原文は"Local Protection"）は「FDAの無菌医薬品ガイダンス」において記述が見られる。ここで，「グレードA空気の供給」と「ローカルプロテクション」は，表現は違うが同じ内容／仕様を意味していると理解してよい。

　これまで，グレードA空気の供給／ローカルプロテクションについては，明確な定義がなかったが，近年，これらの定義を明確にして，幅広く活用しようという機運がある。ISPEの無菌医薬品設備のエンジニアリングガイド[3.3)]の改訂ドラフト版に示された定義の案を参考として記載する。

- 作業エリアの重要表面への汚染リスクを減らすために供給される局所HEPAフィルタによりろ過された空気
- このエンジニアリングコントロールはISO8（at rest）/EU Grade D，ISO8/EU Grade C，ISO7/EU Grade Bを含むいかなるバックグランドにも適用できる

- グレードA空気の供給／ローカルプロテクションは一般的には，作業エリアに近接したHEPAフィルタにより構成され，ISO 5のパーティクルレベルを確保するために用いられる
- 対象エリアをフラッシュする気流を確保することがグレードA空気の供給／ローカルプロテクションの重要な特性となる
- ある種のケースでは作業エリア内の空気品質を確保するためにエンクロージャーやグローブポート付きのRABSなどのエンジニアリングコントロールが合理的に適用される
- バックグランドの清浄度クラスがさまざまなので，（トータルと生菌の）パーティクルレベルはケースバイケースで定義されなければならない

　ISPEによる定義の案からわかることは，グレードA空気の供給／ローカルプロテクションはさまざまな用途で適用することができ，許容微粒子数と環境微生物の基準は，ケースバイケースで設定すればよいということである。例えば，RABSの設置環境において，製造作業中に開放する可能性のある扉部分に設けられたISO5のプロテクションや，最終滅菌製剤のグレードCの充填室環境で充填部に設けられたローカルのラミナーフローブースなども，グレードA空気の供給／ローカルプロテクションと考えてよいということである。

3.7　バリア機能

　工場内の製造環境を適切に保護するための，各種バリア機能について考えてみたい。バリアは，その機能によって大きく2つの種類に区分される。1つ目は，設定された環境を恒常的に維持するためのバリアであり，その概念図を図3.54に示す。こちらは静的な条件でのバリア機能ということができる。一方，医薬品プラントの内部にはさまざまな動き（動線）が存在する。動線の例を表3.3に示す。2つ目のバリアはこの動線に着目したバリアで，異なるゾーニング間を貫通する動線に対するバリアである。概念図を図3.55に示す。この2つのバリアの例を紹介する。

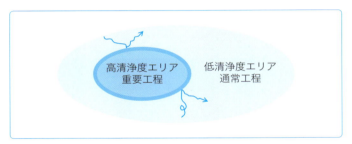

図 3.54　設定された環境を恒常的に維持するためのバリア

表 3.3　製剤工場における動線例

動線の種類	内　　容
モノの動線（物流動線）	● 原料，容器，栓，他の搬入保管動線 ● 製造動線 ● 中間製品，製品の保管搬出動線
人の動線	● 入退場動線 ● 作業動線 ● 作業外動線（休憩，便所など） ● 保全／見学者動線
廃棄物動線	● ゴミ搬出，一時保管

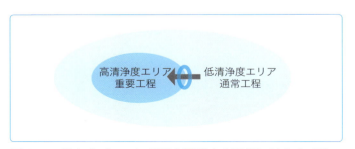

図 3.55　異なるゾーニング間を貫通する動線に対するバリア

3.7.1　設定された環境を恒常的に維持するためのバリア

　建築や設備による間仕切りや区画はこの種のバリアに該当する。局所のプロテクションが設けられたブースや，RABS／アイソレータなども含まれる（図 3.56）。
　目に見えないバリアとしては，室間差圧のコントロールがあげられる。無菌充填設備の工程室を例にとると，最も重要な無菌充填を行う充填・打栓室の圧力を最大にして，そこから外部に順に流れていくようなカスケードの差圧コントロールを行うことが多い（図 3.57）。

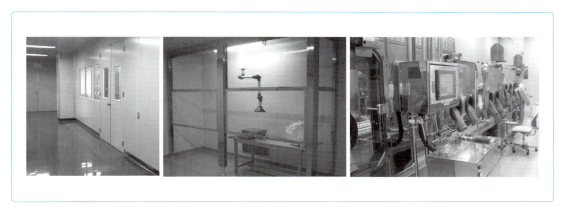

図3.56　建築間仕切りやブース

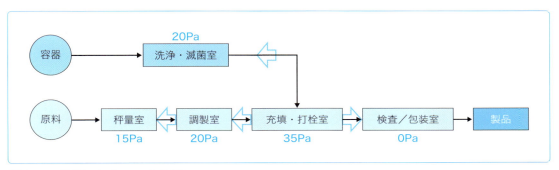

図3.57　差圧コントロールの例

　異なるゾーニングの工程が隣接する場合，間にエアロックを設けることで清浄度の低い側から清浄度の高い側へ汚染された気流が流れないように設計する．エアロックの気流は，通常は，図3.58に示すように清浄度の高い側から低い側へ流れるように設計するが，高薬理活性の医薬品を取り扱う場合などは，コンテインメント（封じ込め）を考慮して，エアロック内部を陽圧や陰圧にする場合もある（図3.59）．

　多くの無菌医薬品のガイダンスでは，異なる清浄度ゾーニングの間においては，10～15Paの差圧を設定することが推奨されている．エアロックを介する場合は，図3.60に示すようにエアロックを挟んだ両側の差圧が10～15Pa確保できていれば十分で，図3.61のように一部屋単位で10～15Paの差圧を設定することまでは求められていない．

　無菌医薬品工場における空調システムは，複数の空調系統にわかれていることが多い．そして，グレードB以上の無菌管理が必要となるエリアの空調については，他の空調系統と分離することが推奨される．理由としては，より低いグレードの空気からのコンタミネーションを防ぐことに加え，工場の定期メンテナンス時などにおいても，無菌管理エリアは該当する空調系統の空調機を運転し，外部に対して陽圧を維持すること

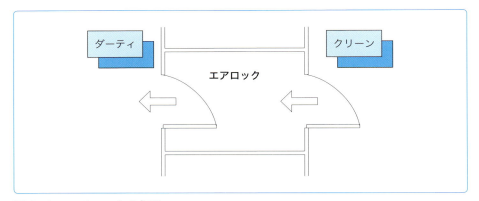

図 3.58　エアロックの気流

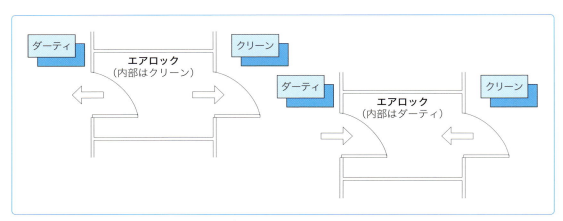

図 3.59　陽圧／陰圧エアロックの例

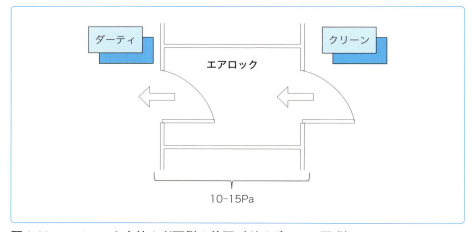

図 3.60　エアロックを挟んだ両側の差圧（ガイダンスの要求）

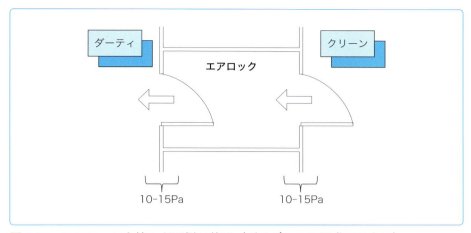

図 3.61　エアロックを挟んだ両側の差圧（ガイダンスの要求ではない）

で，メンテナンス中の汚染防止にも役立つというメリットがあげられる。また，無菌管理エリアでの室内空調は，作業高さにおける微粒子や微生物の巻き上がりを防止する観点から，リターンガラリ（排気口）は床付近の高さとすることが望ましい。

クリーンルームにおいて室内環境を維持するためには，適切な換気回数を確保することが重要となる。各種ガイダンスにおける換気回数に関する記述を紹介する。

無菌操作法による無菌医薬品の製造に関する指針
7.2.2　空気
　　7）通常，直接支援区域では30回／時間，その他の支援区域の内，グレードC
　　　　に相当する作業室では20回／時間を確保することが望ましい。

FDAの無菌医薬品ガイダンス
　　Ⅳ　建屋及び設備　C．清浄区域（クリーンエリア）の分離
　　　　クラス100,000（ISO8）の区域は少なくとも20回/時の換気回数があれ
　　　ば一般的に許容される。クラス10,000，100の区域ではより多くの換気回数
　　　が必要となる。

ここで，クラス100,000とは，作業時クラス100,000を意味し，グレードCに相当する。クラス10,000は，作業時クラス10,000で，グレードBに相当する。

3.7.2 異なるゾーニング間を貫通する動線に対するバリア

続いて2つ目のバリアについて説明する。この種のバリアは，動線ごとにさまざまな種類が存在する。モノの動線に対するバリアの例を以下に示す。

- ・パスボックス
- ・エアシャワー
- ・パスルーム

これらは通常建築設備と一体で構成される。パスボックスであれば，紫外線殺菌装置が付いている場合や，無菌管理エリア用途で用いる場合は，内部を過酸化水素ガスなどで除染可能な場合もある。

また，空調・用役設備関連では，以下がモノの動線に対するバリアである。

- ・各種フィルタ

空調設備においては，外気取り入れ部で用いられる粗フィルタからクリーンルームの吹き出し部で用いられるHEPAフィルタまで，さまざまなフィルタが存在する（図3.62）。

用役設備においては，圧縮空気設備で用いられるオイルミストフィルタや無菌管理エリアで空気やガスを用いる場合に使用する0.22μm以下のポアサイズのメンブレンフィルタなど（図3.63）があげられる。

生産設備関連として，以下がモノの動線に対するバリアである。

- ・薬液のろ過フィルタ
- ・連続式乾熱滅菌機（トンネル滅菌機）
- ・両扉式のオートクレーブ（高圧蒸気滅菌機）
- ・両扉式のバッチ式乾熱滅菌機

いずれも，製品品質や製造環境を維持するために用いられる設備である。

人の動線に対しては，モノの動線同様に，以下が日常の管理で用いられる設備としてあげられる（図3.64）。

- ・エアシャワー
- ・エアロック

そして，製薬工場における人の汚染コントロールにおいて重要な役割を果たすのが，

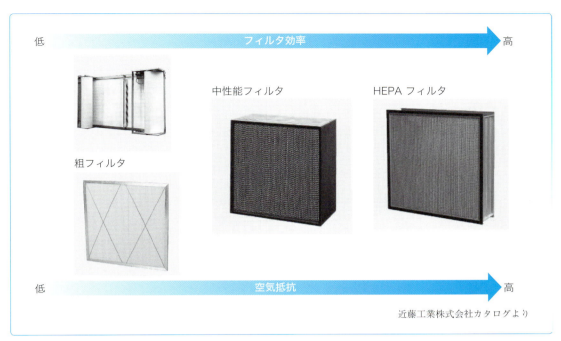

図 3.62　さまざまな空調用フィルタ

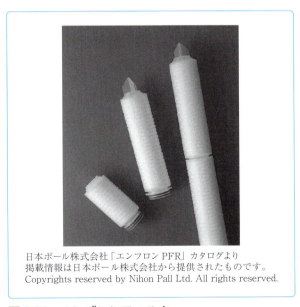

図 3.63　メンブレンフィルタ

更衣および更衣室である。更衣については次項で説明する。

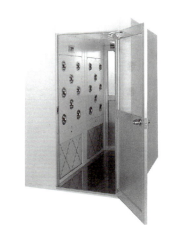
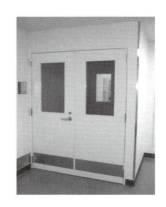

日本ピュアテック株式会社カタログより

図 3.64　エアシャワー／エアロック

3.7.3　更衣手順／更衣室

　医薬品製造における最大の汚染源はヒトである。無菌医薬品工場においては，異なるグレード間を作業者が行き来するために，更衣室において適切な手順による更衣を行う必要がある。図 3.65 に無菌更衣における汚染ルートと汚染の防止概念を示す。この図において，左半分の作業区域への入退室で重要となるのが更衣室の構成と更衣手順であり，右半分の作業区域での作業において重要となるのが，更衣そのものの仕様である。

　無菌医薬品工場においては，非クリーンルームから無菌管理を伴わないクリーンルーム（その他の支援区域）へ入場するための無塵更衣と，非無菌管理のクリーンルームから無菌管理区域（グレードB）へ入場するための無菌更衣の2つの更衣がある。

　図 3.66 に無塵更衣の更衣室構成例を，図 3.67 に更衣手順の例を示す。無塵更衣であっても，一般管理区域で着用する衣類を取り扱う脱衣室と無塵衣を取り扱う着衣室は別の部屋とすることが望ましい。また，フレッシュな着衣を着用した作業者と作業後の作業者が着衣室で同居することになるが，その他の支援区域の環境管理基準を鑑みた場合，入退室を別々にすることは必須ではなく，適切な運用・管理がなされれば，図 3.66 に示したような入退室ルートを同一にした場合でも，十分にその他の支援区域の環境基準は満たすことが可能である。なお，着衣室の環境は非作業時状態でその他の支援区域の環境管理基準を満たすように設定することが一般的である。

　図 3.67 では，クリーンインナーの着用例を示した。クリーンインナーの着用は必須

3.7 バリア機能　103

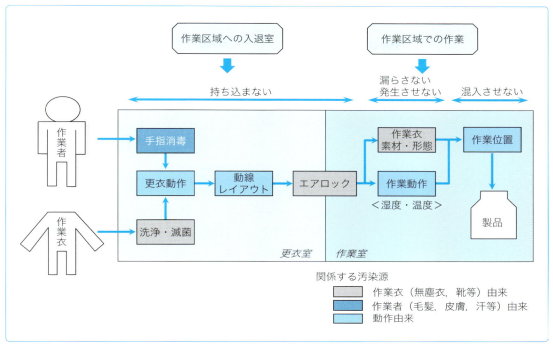

図 3.65　無菌更衣における汚染ルートと防止概念

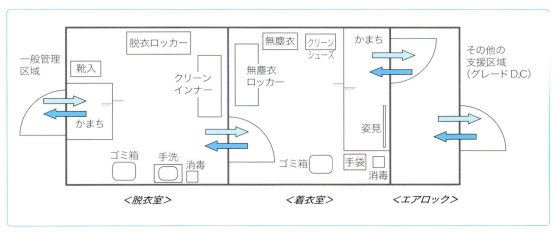

図 3.66　無塵更衣の更衣室構成例

ではないが，クリーン環境下における試験において，インナーを着用したほうが，同匡環境への汚染が少ないという結果も報告されている。また，無塵更衣のあと，一度無塵衣を脱衣して無菌更衣をする場合は，インナーを着用しているほうが無菌更衣時の衣類表面への微生物汚染リスクが少なくなる。

　着衣の手順としては，更衣室内の空調気流は通常は上方から下方に流れるため，無塵衣類は上部から順に着用することが望ましい。また，無塵更衣においては無塵衣の繰り

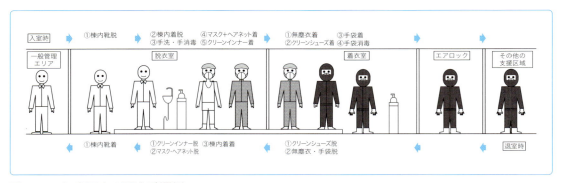

図 3.67 無塵更衣の更衣手順例

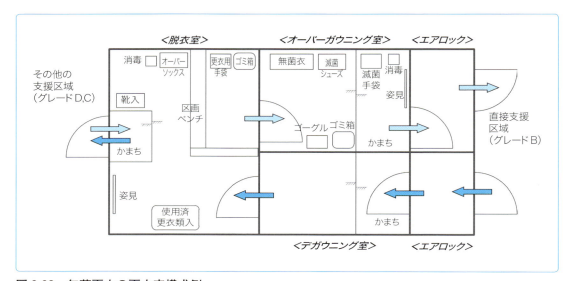

図 3.68 無菌更衣の更衣室構成例

返し利用を行うことも可能である。作業負荷に応じたリスクを鑑みて，適切な交換頻度を設定することになるが，一般的には複数作業日にまたがる使用は行わない。

図3.68に無菌更衣の更衣室構成例を，図3.69に更衣手順の例を示す。無菌更衣には，無塵衣を一度脱衣してから無菌衣を着用するケースと，無塵衣を脱がずにその上から無菌衣を着用するオーバーガウン方式の2種類があるが，ここでは，より微生物汚染対策に関して効果のあるオーバーガウン方式を例としてあげる。図3.68の例では，滅菌されたオーバーソックスを着用したあとで，ソックスを汚染するリスクを低減するために，区画ベンチを用いる設備構成としている。区画ベンチでは，脚を上げた状態でオーバーソックスを着用し，着用後に区画ベンチの右側に脚を下ろす運用となる。無菌衣を着用する際，無菌衣の表面を汚染しないためには，更衣の時に衣類を触る手を清浄に保つ必要があるため，ここでは無菌更衣のための滅菌された更衣用手袋を着用する手順と

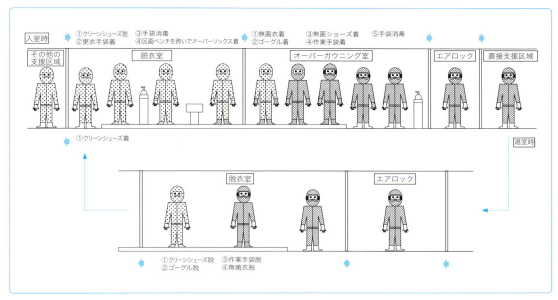

図 3.69　無菌更衣の更衣手順例

した。手袋を着用した作業者は，肘などでドアを開けてオーバーガウニング室に入室する。オーバーガウニング室では上部から順に無菌衣を着用する。無菌更衣においては，肌の露出をなくす必要があるため，ゴーグルの着用も必要となる。オーバーガウニング室の環境は，非作業時の状態で直接支援区域（グレードB）の環境基準を満たすように設定することが一般的である。オーバーガウニング室のあとには，更衣室と作業室の間の緩衝エリアとしてのエアロックを設けることを推奨する。

　無菌更衣においては，作業後の作業者によりオーバーガウン室の環境を汚染するリスクを低減するために，図3.68に示したように，入退室を別のルートとすることが望ましい。空間的な制約から，入退室を別のルートとできない場合は，同一の部屋を時間もしくは空間で区分して管理するなどの工夫が求められる。無菌衣は原則として，入退室ごとに交換することとし，繰り返し利用は行ってはならない。グローブについては，紫外線殺菌機能付きパスボックスを利用して，再利用する場合がある。

　更衣，特に無菌更衣においては，衣類の仕様や更衣室の構成といったハード要件も重要ではあるが，それと同時に，適切な更衣手順や更衣の運用といったソフト要件も忘れてはならない。ヒトは最大の汚染源であることを常に意識して，ソフトとハードの適切な組み合わせにより，はじめて更衣本来の機能が発揮されることを再認識していただきたい。

3.8 おわりに

　無菌製剤工場のプロセスと設備／施設に関して，エンジニアリングカンパニーの視点からポイントを記載した。無菌製剤の品質を確保するためには，さまざまな要素が互いに影響し合い，補いあっていることが多少なりとも理解いただけたのであれば幸甚である。また，情報は日々アップデートされていくものであり，常にガイダンスの最新情報などは目を通すよう心がけていただきたい。筆者自身も最新の情報を常に取り入れ，よりわかりやすく解説・紹介していくことを続けていきたい。

［中村健太郎］

第4章

バイオ医薬品用原薬製造工場の施設・設備設計のポイント

4.1 はじめに

　本章は，バイオ医薬品の原薬を製造する工場の施設・設備に関する設計のポイントについて，エンジニアリング会社の視点により基礎的な事項を中心に解説する。本章では，SOP（Standard Operating Procedure：標準作業手順書）による運用が中心となる工程（セルバンク[4.1]，播種[4.2]等），バイオ医薬品に限らず共通の設計となる項目（保管等）についてはあまり触れず，培養・分離・精製・充填を中心とする製造工程，およびそれらに関連する周辺の施設・設備を対象とする。

　製剤については，バイオ医薬品は注射剤（無菌製剤）として投与される場合が多いことから，別途「無菌製剤工場の製造プロセスと施設・設備設計のポイント」の解説を参照とする。

　初めてバイオ医薬品用原薬製造施設・設備を設計する際，特に勘違いする場合が多いため，以下2点を留意事項としてあげる。

　バイオ医薬品用原薬は，低分子の医薬品用原薬と異なり複雑で不安定な高分子構造であり，微生物汚染，温度変化等，外部環境からの影響を大きく受けるため，無菌製剤に近い厳格な環境管理が求められるが，あくまで原薬は「非無菌」として取扱う。

　また，病原性等によりバイオハザードを考慮した施設設計は，ケミカルハザードを考慮した封じ込めの施設設計と類似しているが，中間体・原薬は粉体ではなく液体（スラリー・ペーストを含む）で取扱う。

4.2 バイオ医薬品の種類とバイオ医薬品用原薬製造プロセス

　バイオ医薬品とは，生きた細胞により製造される医薬品のことであり，そのプロセス（バイオプロセス）は，古くから人類が利用してきたアルコールやアミノ酸，有機酸の発酵と同様に，細胞が栄養素を取り込み，細胞自体が増殖するに従い生化学反応により生じる代謝産物（多糖類，抗生物質，酵素・抗体といったタンパク質等）を，細胞内部に蓄積または細胞外部へ排出する生物機能を利用した製造方法である（図4.1）。そのため，医薬品として利用する対象により製造プロセスも異なり，設計のポイントも異なる。

　本項では，具体的なバイオ医薬品の種類と，それぞれの種類に応じた製造施設・設備

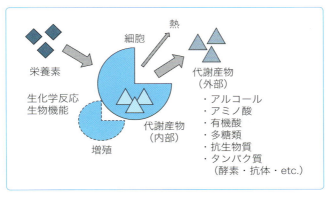

図 4.1　バイオプロセス

に関連する法規・ガイドおよび製造プロセスについて紹介する。

4.2.1　バイオ医薬品の種類と主な特徴

　バイオ医薬品は，大きく生物薬品，血液製剤，ワクチンの3種類に分かれる（図4.2）。現在の世界的な売上げ上位を占める抗体医薬品，最近開発が盛んな再生医療等製品は，生物薬品に含まれる。

　また，バイオ医薬品は，構成される物質によっても種類が分かれる。ほとんどは酵素，抗体に代表されるタンパク質であるが，それ以外としてヒアルロン酸に代表される多糖類，ウイルス，ヒト培養細胞そのもの（生物体）に分類される（図4.3）。

　バイオ医薬品共通の特徴として以下をあげる。

- ▶ 動物細胞，微生物，ウイルス等の生物体を用いて医薬品を製造
- ▶ 原薬は高分子の生体成分で構成される
- ▶ バイオハザード対象の生物体を使用する場合もあるが，有効成分自体は非ハザードであることがほとんど（生ワクチン等を除く）
- ▶ 原薬は粉体ではなく液体で取扱う（凍結または凍結乾燥の場合あり）
- ▶ 微生物汚染に弱い
- ▶ 温度，pH等の環境変化に弱い
- ▶ 高分子であるため注射等により直接投入される場合がほとんど

　上記の特徴により，バイオ医薬品は低分子の医薬品に比べ製造プロセス環境をより厳密に維持し，外来微生物からの防御を十分にする必要があり，さらにバイオハザード対象の場合，その対象を取扱う範囲は，外部環境への排出防止を十分考慮する必要がある（図4.4）。

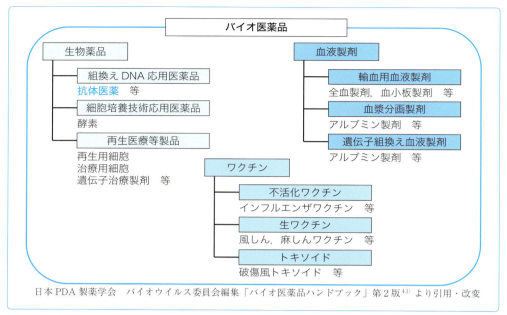

図 4.2　バイオ医薬品の分類

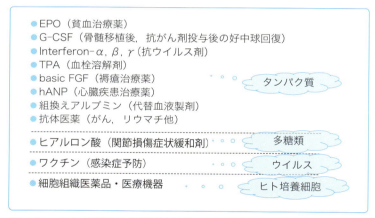

図 4.3　バイオ医薬品の構成材料による分類

4.2.2　バイオ医薬品用原薬製造施設・設備に関する法規・ガイド

　バイオ医薬品の上記特徴により，バイオ医薬品用原薬製造施設・設備に関する法規・ガイドは，以下の2種類に分類される。

図 4.4　バイオ医薬品の特徴

表 4.1　バイオ医薬品用原薬製造施設・設備の法規・ガイド

規制当局・団体	一般要件	バイオ要件	バイオハザード要件
厚生労働省	原薬 GMP のガイドライン	生物学的製剤基準	・遺伝子組換え生物等の使用等の規則による生物の多様性の確保に関する法律 ・生物学的製剤等の製造所におけるバイオセーフティに関する指針
PIC/S	Part Ⅱ（原薬 GMP）	Annex 2	―
ICH	ICH Q7（原薬 GMP）	―	―
FDA	Q7 Good Manufacturing Practice Guidance for Active Pharmaceutical Ingredients Guidance for Industry	21CFR Part600	―
EMA	Part Ⅱ（原薬 GMP）	Annex 2	―
WHO	Annex 2	Annex 3	Laboratory Biosafety Manual-Third Edition

この他，PIC/S GMP Part Ⅰ等，製剤一般要件の GMP ガイドは，適用対象ではないが参照することもある

▶製品保護を目的
▶作業者・外部環境保護を目的

　ワクチン・血液製剤等，バイオ医薬品の一部は「生物学的製剤」と呼ばれる。生物学的製剤に関するガイドを含め，バイオ医薬品用原薬製造施設・設備に関する法規・ガイドを表4.1に示す。

（1）製品保護を目的とした法規・ガイド

ICH[4.3]Q7は日米欧三極共通の原薬GMP[4.4]ガイドであり，原薬製造施設・設備全般に適用され，三極の規制およびPIC/S[4.5]（GMP Guide Part 2）に取り込まれている。ただし，ワクチン，血液製剤，再生医療等製品は適用外とされているため，それらについては別の規制が適用される。なお，ICH Q7の18章にはバイオ医薬品用原薬特有の要件が記載されている。以下にその例をあげる。特に，ヒトまたは動物細胞株を使用する場合のウイルス管理が要件にあげられていることに留意が必要である。

18.16　一般的に工程管理には以下の事項を考慮すること（一部抜粋）
　　　　−必要な場合には，細胞増殖，生存率（ほとんどの細胞培養工程について）及び生産性のモニタリング
　　　　−中間体・原薬を汚染（特に微生物汚染）及び品質低下から保護しながら，細胞，細胞残渣及び培地成分を除去するハーベスト[4.6]及び精製手順
　　　　−バイオバーデン，及び必要な場合にはエンドトキシン[4.7]のレベルについて，製造の適切な段階でモニターすること
　　　　−ICH Q5Aガイドライン「ヒト又は動物細胞株を用いて製造されるバイオテクノロジー応用医薬品のウイルス安全性評価」に記載されたウイルス安全性に関する事項
18.44　装置を複数の製品に使用する場合，専用クロマトグラフィー用樹脂の使用，追加試験等，追加的な管理が適切な場合がある。
18.52　ウイルス除去・不活化の前段階から後段階へのウイルス汚染のおそれを防止するために適切な予防措置を講じること。そのために，開放処理は，他の処理作業を行う区域と分離され，かつ，独立した空気処理ユニットを備えた区域で実施すること。

ICH Q7では施設環境基準（清浄度基準）についての具体的な記述はなく，無菌医薬品製造のGMPガイドライン（EU GMP Annex 1，PIC/S GMP Annex 1等）を参照し設計するのが一般的であるが，後述のようにバイオ医薬品用原薬製造は非無菌であるため，まったく同一の基準とするのではなく，自主的に基準を設定する。一方で再生医療等製品は無菌操作により培養開始から最終製品化まで同一施設内で実施する場合が多く，この場合，上記無菌医薬品製造のGMPガイドラインに従って設定する。

その他，製剤全般に適用されるGMPガイド（PIC/S GMP Guide Part I，21CFR Part 211等）は原薬適用外であるが，設計上の基本的な考慮として参照することもある。

GMP要件を補完するエンジニアリングガイドとして，民間団体であるISPE[4.8]（International Society for Pharmaceutical Engineering）のベースラインガイド

Vol.6 Biopharmaceutical Manufacturing Facilitiesが有用である。ISPEのベースラインガイドはFDA [4.9] が校閲しているため，FDAの思想を色濃く反映されたガイドとなっており，施設・設備設計のコンセプトを示している。2013年にBiopharmaceutical Manufacturing Facilitiesの第2版が発行され，シングルユースに関連する内容が追加されている。設計の際には初版と第2版の両方を参照する。

(2) 作業者・外部環境保護を目的とした法規・ガイド

バイオハザードに関する規制として，病原性微生物を取扱う際の危険性に応じた要件（生物学的製剤等の製造所におけるバイオセーフティ指針）と，環境へ拡散した際の影響に応じた要件（カルタヘナ条約に基づく法規・ガイド）の2種類があり，製造に用いる生物体がどちらかに関連するか確認が必要となる。そのうち，カルタヘナ議定書[4.10]に基づくガイド（遺伝子組換え生物等の第二種使用等のうち産業上の使用等に当たってとるべき拡散防止措置等を定める省令）によりGILSP（Good Industrial Large-Scale practice）と定義されるカテゴリーがあるが，これは，微生物培養によるバイオ医薬品用原薬製造によく使用される遺伝子組換え大腸菌等，生物体に病原性がなく，病原性に関係するウイルス，ファージ[4.11]およびプラスミド[4.12]を含まず，安全に長期間利用した歴史があるか，もしくは特殊な培養条件下では増殖するがそれ以外での増殖が制限される遺伝子組換え生物体が対象で，GILSPリストに掲載されている。すなわち，安全に利用可能なので最も規制の低いバイオハザードに位置付けられ，施設・設備設計の際，過剰に構える必要がない。また規制の基準が異なるため，GILSPとバイオセーフティ指針で定義されるバイオセーフティレベルのBSL1は異なることに留意が必要である（図4.5）。

なお，遺伝子組換え動物細胞は，病原性がなく，環境へ拡散しても自然条件で増殖しないため，どちらのバイオハザードにも該当しないが，組換えのベクター[4.13]に環境への拡散防止が必要なウイルス等を使用する場合，ベクターが対象となる可能性もあ

図4.5　GILSPの定義と対象

る。一方，再生医療等製品のうち，患者の細胞に病原性のないウイルスベクターを導入し改変し治療に用いる場合，細胞本体は該当しなくとも，ウイルスベクターがカルタヘナ条約の規制に該当する可能性があるため，ウイルスベクター導入後の細胞を扱う施設・設備は，カルタヘナ条約に基づく法規・ガイドの要件に従う必要が生じる。

各バイオハザードによる施設・設備に対する要件の例を表4.2，表4.3にまとめる。

表 4.2　BSL による設備・施設要件（例）

管理項目	BSL1	BSL2	BSL3
対象例	安全性確認済み大腸菌	ワクチン全般	新型インフルエンザワクチン
製造エリア	管理区域設置	←	←
開放操作	－	安全キャビネット（クラスⅡA以上）または同等の封じ込め装置	安全キャビネット（クラスⅡB以上）または同等の封じ込め装置
封じ込め装置排気	－	排気 HEPA で微生物捕捉（再循環可）	排気 HEPA で微生物捕捉（再循環不可）
廃棄物	製造所内焼却薬剤消毒/加熱滅菌等（最終処理外部委託時）	←	オートクレーブ処理後製造所内焼却または直接製造所内焼却
廃液	薬剤消毒/加熱滅菌等	閉鎖系で薬剤消毒/加熱滅菌等	←

BSL：Biosafety Level　バイオセーフティレベル

表 4.3　カルタヘナ議定書関連の設備・施設要件（例）

管理項目	GILSP	カテゴリー1	カテゴリー2	カテゴリー3
対象	GILSP自動化リスト掲載	GILSP 以外病原性の可能性低	感染性あり発症可能性低予防/治療可能	病原性あり発症時危険性低予防/治療可能
製造エリア	管理区域設置更衣室付属培養設備設置機器洗浄可能培地調製設備設置	左記に加え区域外と物理的分離作業者洗浄/消毒可	左記同様	左記に加え陰圧管理入室 AL 付退出用 SW 付内容物全漏洩時区域外漏出防止
培養/洗浄/生物試験/培地調製	各設置	左記同様	左記同様	左記同様
プロセス	－	－	閉鎖系排気から漏出防止移動/サンプリング時/添加時漏洩防止	左記同様
換気	空気汚染最小限	組換体捕捉可能	左記同様	吹出・排気とも HEPA 付

4.2.3 バイオ医薬品用原薬製造プロセス

バイオ医薬品製造プロセスは，取扱う生物体（動物細胞，微生物，ウイルス，ヒト細胞），目的とする原薬の種類に応じて異なる（図4.6）。

共通の製造プロセスとして，大きく培養工程，分離工程，精製工程，充填工程に分類される。図4.7および図4.9～4.11は動物細胞による原薬製造のフローを示す。本フローを例として，一般的なバイオ医薬品用原薬製造における各プロセス工程の特徴を以下に解説する。

(1) 培養工程

図4.7に培養工程の特徴を示す。培養の目的は，バイオ医薬品用原薬を生物体により製造することである。培養を開始するため，最初に播種が行われる。播種とは，WCB（Working Cell Bank：ワーキングセルバンク）をアンプル分注された状態からピペットによりシャーレやフラスコへ移植する操作であり，フラスコによる振とう培養後，培養液をジャーファーメンターまたはWaveタイプのシングルユースバイオリアクターへ移送し，撹拌または振とうにより培養する。培養工程は，目的の生物体（微生物／動物細胞）を純粋に増殖する工程と，増殖しつつ目的成分（原薬）を生産させる工程の2通りがある。

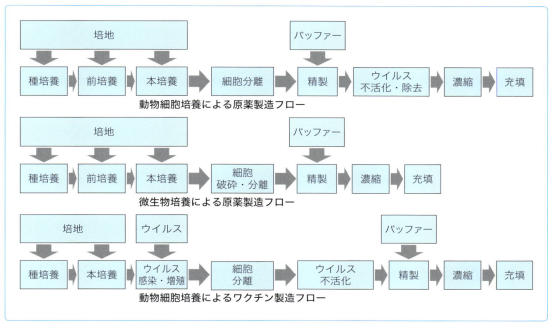

図4.6 各バイオ医薬品用原薬製造プロセス

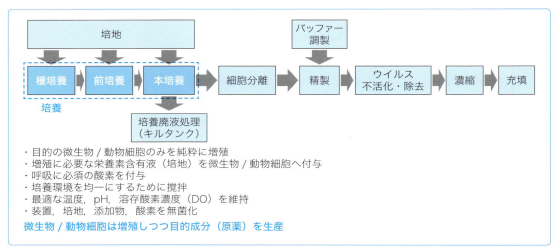

図 4.7　培養工程の特徴

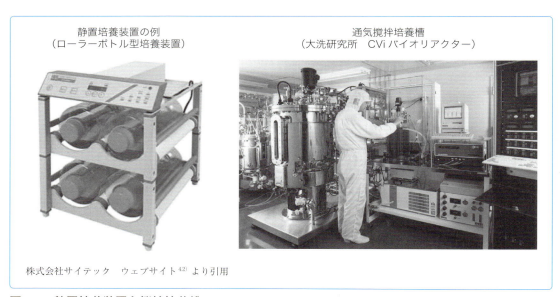

図 4.8　静置培養装置と撹拌培養槽

　　増殖に必要な栄養素含有液である培地を生物体に付与するとともに，呼吸に必須となる酸素を付与する．後述の撹拌培養においては撹拌し，ジャケット加熱冷却，ガス供給，pH調整剤の投入を制御し，最適な環境を均一に維持する．装置および付与する培地，添加物，ガスは微生物汚染を防止するため，無菌化する．培養工程は，培養対象の生物体が浮遊性なのか接着性なのかにより，培養装置が異なる．浮遊性であれば撹拌培養とするのが一般的であり，接着性であれば静置培養またはマイクロキャリアと呼ばれる担体に接着させて撹拌培養するのが一般的である．

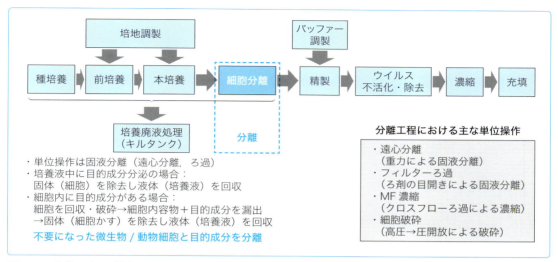

図 4.9　分離工程の特徴

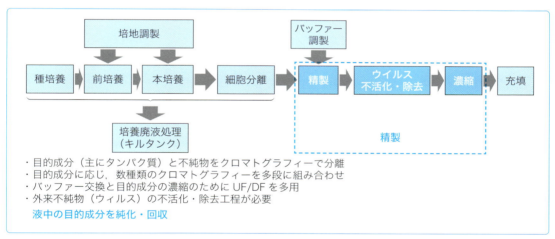

図 4.10　精製工程の特徴

撹拌培養はさらに以下の3種類の培養方法がある。

▶バッチ培養
▶フェドバッチ培養
▶パーフュージョン培養

　静置培養は，培養初期のシャーレに培地を入れ細胞を播種し増殖させる方法のほか，本培養としてローラーボトルと呼ばれる回転する円筒容器に細胞を接着させ，培地を入れ横向きに置き回転させて培養するのが一般的である（図4.8）。
　撹拌培養では，前培養から本培養に至るまで，培養量に応じたサイズの通気撹拌培養

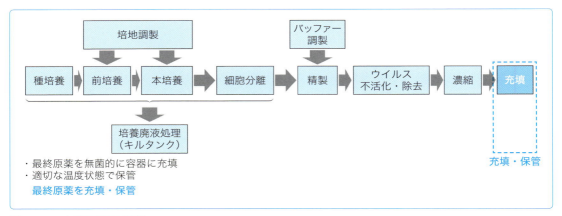

図 4.11　充填工程の特徴

槽を用意する（図4.8）。

　バッチ培養は，培養槽に培養終了までに必要な培地を投入し培養環境を整え，細胞液を投入しそのまま培養する方法である。

　フェドバッチ培養は，バッチ培養の途中からさらにフィードと呼ばれる追加培地を連続的（連続フィード）または一定時間ごとに一定量を投入し培養する方法であり，バッチ培養よりも効率的な培養が可能で，現在多くの培養においてこの方法が採用されている。

　パーフュージョン培養は，連続的にフィードを投入しつつ連続的に培養液を回収する方法であり，連続培養に用いられるか，高密度培養に用いられる。連続培養においては細胞密度を一定に保つため，ブリードと呼ばれる培養液を一定流量排出する機能が設けられている。

　振とう培養は容器（バッグ，フラスコ）本体を揺らすことで培養液に撹拌効果を与える培養方法であり，培養初期に利用される。

　培養槽の構成は動物細胞培養（図4.12）と微生物培養（図4.13）で異なる。

　動物細胞は培養期間が3～5日程度で細胞密度が4～5倍程度に増殖するため，前培養槽は本培養槽の1/4～1/5倍程度のサイズを用意し，さらに上流の前培養槽も同様のサイズを用意するというように，複数の前培養槽を4～5倍のスケールアップに合わせ用意するのが通常である。

　一方，微生物は培養期間が半日程度で細胞密度が10倍以上に増殖するため，前培養槽は本培養槽の1/10倍程度のサイズを用意するのが通常である。

　動物細胞培養によるワクチン製造においては，細胞増殖後，ウイルスに感染させ，ウイルスを増殖させる。

4.2 バイオ医薬品の種類とバイオ医薬品用原薬製造プロセス

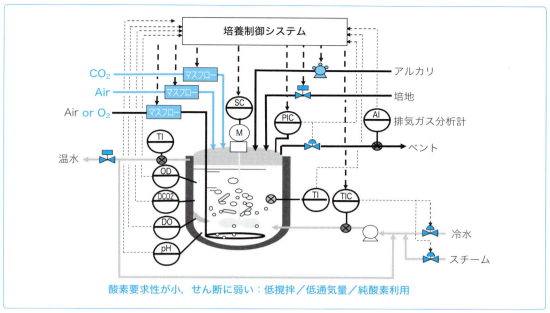

図 4.12 動物細胞用培養槽の構成

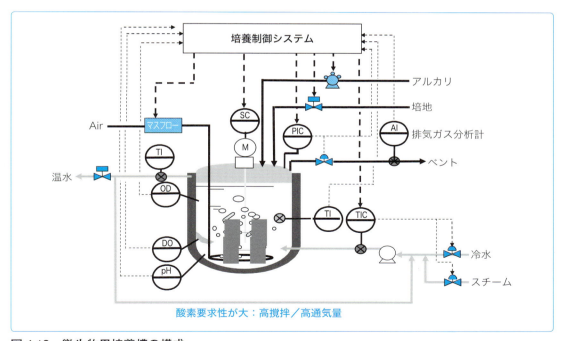

図 4.13 微生物用培養槽の構成

（2）分離工程

図4.9に分離工程の特徴を示す。分離工程の目的は，培養液から目的物を効率的に得るため，主に細胞と細胞を除いた液に分離することにある。分離工程の単位操作は固液分離であり，不要になった生物体と目的成分を分離するのが目的である。分離工程は，目的とする医薬品が生物体から分泌され培養液中に存在するのか，それとも生物体の中に存在または生物体自体が医薬品なのかにより，分離方法が異なる。目的とする医薬品が生物体の外（培養液中）に存在する場合，培養液を生物体と液に分離し，生物体は不活化等の廃液処理をし，廃棄されるのが一般的である。パーフュージョン培養においては，培養と分離を組み合わせ，分離膜で液のみ回収し，生物体を再利用する。

目的とする医薬品が生物体の中に存在する場合，培養液を生物体と液に分離し，液は不活化等の廃液処理をした上で廃棄し，生物体は破砕し目的の医薬品を抽出するのが一般的である。破砕された生物体は，同じく不活化等の廃液処理をした上で廃棄される。

生物体をそのまま医薬品として利用する場合，培養液の液をバッファーに置換し，投与可能または安定性を確保した条件で生物体を医薬品として取扱う。

抗体等，動物細胞培養により製造する原薬の場合，細胞は廃棄対象で細胞を除いた液を回収（ハーベスト）する。

微生物培養により製造する原薬の場合，細胞（菌体）を回収する場合と細胞を除いた液を回収する場合の両方がある。

分離方法としては，遠心分離またはろ過を用いるのが一般的である。

細胞を回収する場合，そのままでは精製工程で処理することができないため，細胞破砕機により細胞を破砕し，破砕後の液またはペースト（細胞片）どちらかを回収する。

分離工程に使用される機器として以下があげられる。

- ・遠心分離機
  - ▶ディスク型連続遠心分離機
  - ▶シャープレス型超遠心分離機
  - ▶重力沈降型遠心分離機
  - ▶ろ布縦型遠心分離機　他
- ・ろ過
  - ▶デプスフィルター
  - ▶中空糸フィルター（MF：Micro Filter/UF：Ultra Filter）
  - ▶カートリッジフィルター
- ・破砕機
  - ▶マントンゴーリン型高圧ホモジナイザー

図4.14および図4.15に各装置の例を示す。

遠心分離機は，回転体における遠心力を利用し，細胞と上澄液を分離するために用い

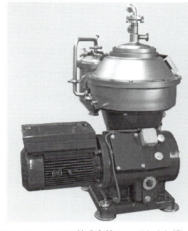
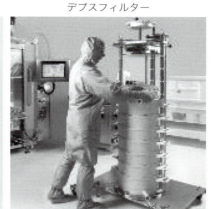

図4.14 バイオ医薬品用分離装置の例（遠心分離機，デプスフィルター）

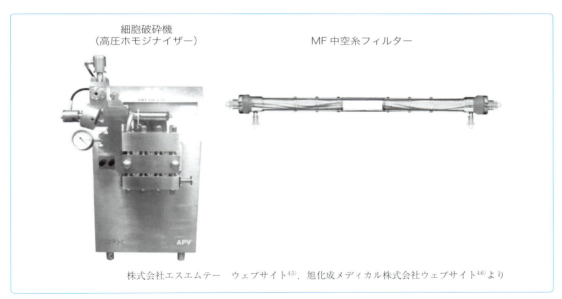

図4.15 バイオ医薬品用分離装置の例（細胞破砕機，中空糸フィルター）

る。細胞そのものに原薬成分が含まれる場合，重力沈降型遠心分離機またはろ布縦型遠心分離機等，比較的弱い遠心力（1,000〜2,000G程度）の遠心分離機が用いられる。一方，上澄液に原薬成分が含まれる場合，ディスク型遠心分離機またはシャープレス型

遠心分離機等，遠心力の強い（5,000～20,000G程度）遠心分離機が用いられる。上澄液回収に遠心分離機を使用するのは機械的に大量に固液分離するためで，細胞分離用フィルターのみでは高負荷によりろ過面積が大きくなるため，遠心分離機を前段に使用することでろ過面積を低減可能とする。デプスフィルターはデッドエンドろ過し，また通常，その後段に0.22μm以下のメンブレンフィルターを設置し，生物体およびデプスフィルターの繊維，侵入しているかもしれない他の微生物の後段工程への漏出を防止し，ハーベスト液と呼ばれる医薬品を含む液のバイオバーデンを低減させる。

中空糸フィルターには，細胞のみ通過せず液成分は透過するMF（Micro Filter）と，タンパク質等高分子の液成分も透過しないUF（Ultra Filter）の2種類が，目的に応じて使用される。

MFはポンプで液循環しながら液を透過させ，透過液または濃縮された生物体含有溶液のどちらかを後段の工程で使用する。UFはMF同様の運転により生物体および原薬成分を透過せず，他の低分子成分を含んだ液を透過させることで，培養液内の原薬成分濃度を上げることを可能とする。例えばATF（Alternating Tangential Flow）と呼ばれる装置を用いてパーフュージョン培養する場合，バッチ培養で高密度培養する場合は同装置の中空糸にUFを使用し，連続培養する場合はMFを使用する。

パーフュージョン培養ではこの他，TFF（Tangential Flow Filtration）膜を使用した細胞分離しながらの連続培養を実施する場合もある。

細胞破砕機は，微生物培養による原薬製造に用いられることが多い。製造用にはマントンゴーリン型高圧ホモジナイザーを使用することが多い。本装置はインラインで流路を急激に狭めて高圧をかけ，出口で一気に圧力を開放することで細胞を破砕する。

ハーベスト液は，そのまま継続して精製工程へ使用されない場合が多く，バイオバーデンを管理する目的から，ハーベスト液の貯留タンクはジャケット付撹拌機付槽とし，10℃以下に冷却した状態で保管するのが一般的である。

(3) 精製工程

図4.10に精製工程の特徴を示す。培養液または生物体から医薬品を抽出した液には不純物（主にタンパク質）が含まれる。

精製工程の主目的は，培養・分離工程で得られたプロセス液より不純物を除去し，原薬の品質を安全かつ薬効のあるレベルまで上げることである。

バイオ原薬製造における不純物タンパク質を図4.16に示す。工程中に発生が予想される原薬以外のタンパク質として，以下が想定される。

▶異種タンパク質
細胞由来のタンパク質（Cell Debris（細胞破片），原薬成分以外の分泌タンパク質等のHCP：Host Cell Protein），培地成分タンパク質（サイトカイン，血清成分等），抗

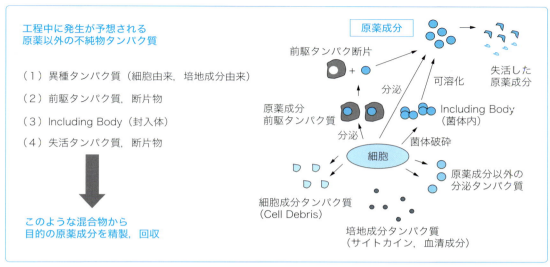

図 4.16 バイオ原薬製造における不純物タンパク質

体製造においてクロマト用樹脂に使用されるプロテイン A 等を示す。

▶前駆タンパク質，断片物

原薬となるタンパク質が細胞内で生成される前段階，または活性化する前段階のタンパク質およびその断片物を示す。

▶ Including body（封入体）

ウイルス感染または遺伝子組換え等で産生されたタンパク質等が，本来の生体内での状態と異なる立体構造となり，不溶性の凝集体として細胞内に蓄積したものを示す。

▶失活タンパク質，断片物

もともと原薬成分であったが，生物活性が失活したタンパク質およびその断片物を示す。

タンパク質以外の主な不純物として，細胞由来 DNA，エンドトキシン，外来性ウイルス等があげられる。精製工程では，主に吸着によるクロマトグラフィーが用いられ，原薬成分と上記不純物を分離する。

クロマトグラフィーは精製工程における主要な分離方法であり，下記のようにいくつかの異なる種類に分類され，これらを組み合わせ目的物質を精製する。

- アフィニティークロマトグラフィー
- イオン交換クロマトグラフィー
- 疎水性クロマトグラフィー

・ハイドロキシアパタイトクロマトグラフィー
・ゲルろ過クロマトグラフィー
・逆相クロマトグラフィー

　上記のうち，アフィニティー／イオン交換／疎水性／ハイドロキシアパタイトは吸着クロマトグラフィーに分類され，その分離モデルはほとんど変わらない（図4.17）。
　目的に応じた担体（固定相＋リガンド）が充填されたカラムへ導入として平衡化バッファーを通液し，その後粗原料液を通液し担体へ目的物質を吸着する。その後，洗浄バッファーを通液し吸着されない物質をカラム内から排出する。さらにその後，溶出バッファーを通液し，担体から目的物質を溶出させ，回収する。分離工程を複数回実施する場合，再度平衡化バッファーを導入し，工程を繰り返す。
　アフィニティークロマトグラフィーは，主として生体高分子同士または低分子との親和性（アフィニティー）により物質を分離する方法であり，代表として抗体に特異的に吸着するプロテインAがあげられる。
　イオン交換クロマトグラフィーは，電気的な性質（電荷）により物質を分離する方法であり，陽イオンクロマトグラフィーと陰イオンクロマトグラフィーがある。
　疎水性クロマトグラフィーは，物質の疎水性の違いにより分離する方法であり，一般的に逆相クロマトグラフィーに比べ温和な条件で分離が可能である。
　ハイドロキシアパタイトクロマトグラフィーは，担体にリン酸カルシウムの1種ハイドロキシアパタイトを使用しており，カルシウムイオンによる金属アフィニティーとリン酸基による陽イオン交換の相互作用により，通常のイオン交換で分離できないタンパ

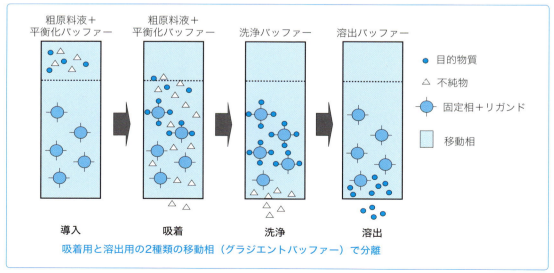

図4.17　吸着クロマトグラフィーの分離モデル（アフィニティー／イオン交換／疎水性／ハイドロキシアパタイト）

ク質を分離するために使用される。

ゲルろ過クロマトグラフィーは，分子サイズの違いにより物質を分離する方法である。

逆相クロマトグラフィーは，極性の低いカラム（固定相）に極性の高い溶媒（移動相）を流し物質を分離する方法であり，極性の高い物質または疎水性の低い物質が先に移動する。逆相クロマトグラフィーはHPLC（High Performance Liquid Chromatography）に多く使用される方法であり，過酷な条件（圧力・pH・有機溶媒等）で運転されるため，微生物培養による原薬製造の場合に使用されることがあるが，抗体製造において使用されることはあまりない。

また，精製工程内の中間液および最終精製後の原薬（液）の濃度調整およびバッファー置換を目的として，UF膜による濃縮・置換（UF/DF：Ultrafiltration/Diafiltration）工程が行われる。装置は，循環槽，循環ポンプ，循環ライン，TFFのUF膜，透過ラインで構成される。循環ポンプにより一定流量で循環し，UF膜により透過側から原薬以外の低分子量成分を排出し，濃縮・脱塩し，循環槽へバッファーを供給することでバッファーを置換する。

動物細胞，ヒト細胞により医薬品を製造する場合，病原性ウイルスが最終原薬に混入しないよう，セルバンクのウイルス安全性を評価するとともに，精製工程においてウイルスクリアランスを保証する必要がある。

一般的には，プロテインAクロマトグラフィー工程において溶出液のpHが3付近の酸性であることを利用し，一時受け槽において目的のpHに調整後，30分～1時間程度そのpHを維持しウイルスを不活化する工程と，最終のクロマトグラフィー工程の後段にウイルス除去用フィルターを設置し，物理的にウイルスを除去する工程の2段構成とされる。

ウイルス除去工程は，プロセス液がウイルス除去膜をデッドエンドろ過で通液することにより後段へのウイルス混入を防止する。

(4) 充填工程

図4.11に充填工程の特徴を示す。充填工程では，最終原薬を無菌的に容器へ充填するのが目的である。充填工程においては，精製された原薬を無菌ろ過する。本工程において使用されるフィルターは，無菌原薬とするわけではないが，バイオバーデン管理として完全性試験をろ過後に実施するのが一般的である。充填時はクリーンブース等で周囲からの微生物汚染を防止しながら2L程度のボトルに充填するか，5L程度のシングルユースバッグへクローズド化された状態で充填するのが通常である。また原薬は充填後，－80℃程度に凍結され，ディープフリーザーにおいて凍結保管されるのが一般的である。

126　第4章　バイオ医薬品用原薬製造工場の施設・設備設計のポイント

(5) 培地調製／バッファー調製工程

　　培地調製，バッファー調製では，原薬製造に適した製薬用水を調製槽へ投入後，秤量された粉体原料を開放操作により投入し，撹拌溶解後，最終濃度調整，最終pH調整等実施し，培養槽等プロセス工程で使用する槽または各貯槽へ移送し，使用する。

4.3　バイオ医薬品用原薬の施設設計のポイント

　　バイオ医薬品用原薬を製造する施設は，合成原薬や無菌製剤と異なる設計上の考慮が必要となる。以下，エンジニアリング会社が特に留意する事項をあげる。

4.3.1　製造環境条件

　　バイオ医薬品用原薬を製造する施設のキーコンセプトとしてCNC（Controlled Not Classified）をあげる。CNCとは，管理が必要だが区分規定がない作業環境を示し，これを採用することで環境からの汚染リスクが低くなるため，Closed Systemが設置されている部屋の環境をCNCとすることを一般的に許容する。

　　CNCの概要は以下の通りである。

　　　　①清浄にすることが可能な作業室
　　　　②アクセス管理が行われる作業室
　　　　③フィルターを介して換気されている部屋
　　　　④各製造者の裁量により更衣のグレードアップ可能
　　　　⑤各製造現場の仕様はEUのグレードDに類似
　　　　　（グレードDはクラシファイされているため同一ではない）

　　区分規定のある作業環境は基本的に無菌製剤のガイドライン同様であるが，バイオ医薬品用原薬は非無菌であることより，設計上，グレードA（ISO5），グレードB（ISO7）に相当する清浄度と無菌環境にできることを考慮したうえで，運用では自主的なバイオバーデン管理により非無菌環境とする場合が多い。そのため，本項ではグレードA相当，グレードB相当と呼称する。

4.3.2 ゾーニング

(1) 製品保護を目的としたゾーニング例

抗体医薬品用原薬製造を例に，各製造工程における製品保護を目的とした環境条件（清浄度）を図4.18に示す。

①種培養

種培養工程は，開放操作で播種を行う安全キャビネット内をグレードA相当とし，周囲環境をグレードB相当とする。無菌製剤の開放無菌操作同様の仕様である。一方，クラシカルな醗酵からの流れで安全キャビネット内をグレードA相当とし，周囲環境をグレードC（ISO8）とする場合も多くみられる。その場合，安全キャビネット内での開放操作をしても開放部へ外部環境からの汚染源侵入がない操作条件，および逸脱した場合の検知方法・リカバリー方法を規定し，検証した結果を示す等，追加の考慮が必要である。

②前培養〜本培養〜細胞分離

前培養工程以降本培養まではクローズドシステムであり，正常な運転下では内容物の汚染リスクがほとんどないため，製造環境をCNCとする。

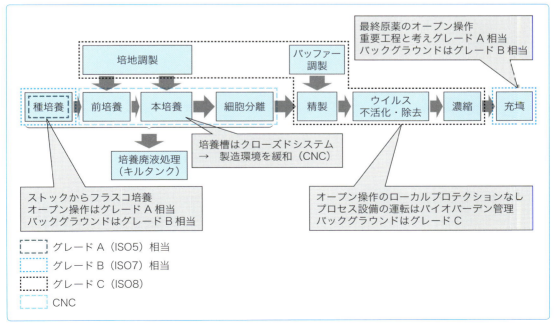

図4.18　製品保護を目的とした環境条件設定例（動物細胞培養による原薬製造の例）

128　第4章　バイオ医薬品用原薬製造工場の施設・設備設計のポイント

　細胞分離工程において遠心分離機は開放と判断される運転があり，局所的にグレードCの環境に上げるブースを設ける場合がある。細胞分離用のフィルターは，エレメント交換時に開放操作があるが，装着後にフラッシングし，さらに後段の微生物捕捉用（0.22μm以下）フィルター以降をSIPするため，培養液通液時はクローズドシステムになるとして特にブースを設けない場合も多い。

③精製

　精製工程以降は，クロマトグラフィー工程，UF/DF工程と製造前後に開放操作があり，グレードCとする。後段で外部環境から侵入した不純物を除去可能かどうかリスク評価し，開放操作の環境を局所的に高いグレードとすることで，部屋をCNCとする例もある。

④培地調製／バッファー調製

　培地調製／バッファー調製は粉体投入時に開放操作があり，グレードCとするが，調製後に0.22μm以下フィルターでろ過するため，こちらもリスク評価しCNCとする例もある。

⑤充填

　充填工程において，ボトル分注は開放操作であり，非無菌原薬であるが長期間の保存を考慮し開放部をグレードA相当，周囲環境をグレードBとしている。アイソレーターのようにクローズドな環境とし，周囲をグレードCとすることもあり，種培養の安全キャビネット同様のリスク評価により周囲環境をグレードCとする場合もある。

　バッグ分注の場合，密閉操作であるが製剤につながる最終原薬工程のため，グレードCで取り扱う場合が多い。

(2)　環境保護を目的としたゾーニング例

　微生物培養による原薬製造を例に，自然環境保護を目的としたバイオハザード対応範囲を図4.19に示す。本図においてGILSP対象範囲をバイオハザード対応範囲とする。

　自然環境へ影響を与える微生物組換体が存在するのは，種細胞から細胞分離までの製造工程に加え，培養・分離廃液を処理する廃液処理（キルタンク）工程が該当し，それらの工程をGILSP対象範囲とする。なお，抗体医薬品用原薬製造に使用される遺伝子組換動物細胞は，病原性も環境への拡散リスクもなく，バイオハザード対象外とする。またGILSPリスト掲載組換体は病原性がないため，作業者保護を目的としたバイオハザード要件には該当しない。

4.3 バイオ医薬品用原薬の施設設計のポイント　**129**

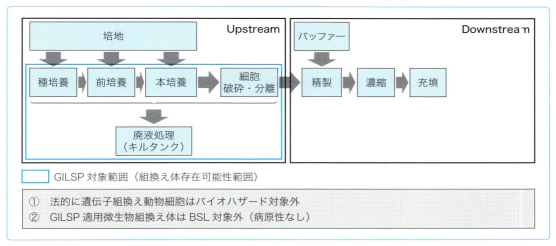

図 4.19　自然環境保護を目的とした環境条件設定例（微生物培養による原薬製造の例）

(3) 作業者保護を目的としたゾーニング例

　動物細胞に目的のウイルスを感染させたワクチン製造を例に，作業者保護を目的としたバイオハザード範囲を図4.20に示す。動物細胞自体にハザード性はなく，バイオハザード対象がウイルスであること，不活化されたウイルスにハザード性はないと判断することから，図に示すように細胞にウイルスを感染・増殖させる工程からウイルス不活化工程まで，および廃液処理工程がバイオハザード対象工程となる。

　一般ワクチン製造であればBSL2以下の構造設備対応とし，新型パンデミックインフルエンザワクチン製造であればBSL3の構造設備対応とする。

　図4.21にBSL2対応季節性インフルエンザワクチン製造施設のゾーニング例を示す。ウイルスを安全キャビネット内で開放操作する場合，安全キャビネットを設置する工程室は周囲に対し陰圧管理するのが一般的である。図においてグレードCの培養室が該当する。グレードCまでは部屋内を陰圧にしても実践上，目的の清浄度は確保可能である。一方，該当する工程室がグレードB以上の場合，部屋内を陰圧にすると目的の清浄度が確保できないため，大気圧に対し陽圧とし，隣接する部屋に対しては相対的に陰圧とする。そうすると，天井裏への拡散リスクが生じるため，該当する工程室の壁に天井裏を突き抜け上階の床まで設置し，天井裏の該当する空間内を大気圧に対し陰圧管理することで，それ以上の拡散を防止する。その際，陰圧管理する天井裏の空間部もバイオハザード扱いとする。

　図のようにRABS内でワクチンをバイアル充填する充填室は，グレードBで管理する。ただし，充填するよりも上流側の工程においてウイルスは不活化されているため，充填室は非ハザード扱いとなり，製品保護を目的としたGMP管理上のゾーニングのみ要求される。すなわち，充填部（RABS内）を最も保護すべき範囲とし，その周囲から

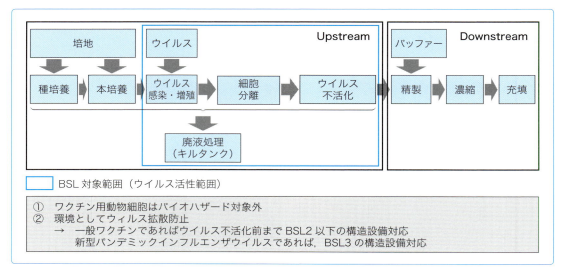

図4.20 作業者保護を目的とした環境条件設定例（不活化ワクチン製造の例）

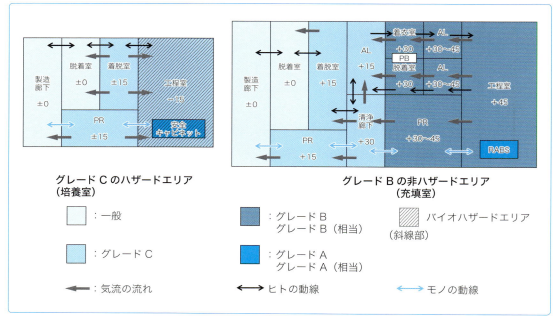

図4.21 BSL2対応製造施設例

気流が外側へ流れるよう室圧を設定する。

(4) 再生医療等製品製造のゾーニング例

図4.22は，再生医療等製品の製造に適用されるGCTP（Good Gene, Cellular and Tissue-based Products Manufacturing Practice）省令（再生医療等製品の製造管理及

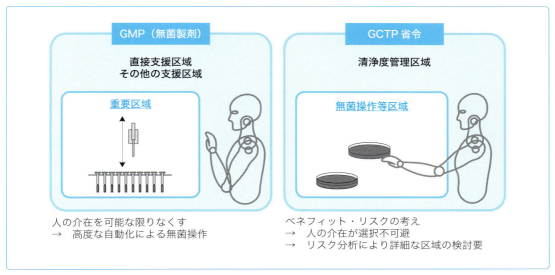

図 4.22　GCTP 対応施設のコンセプト

び品質管理の基準に関する省令）に対応した施設のコンセプトと，無菌製剤製造に適用されるGMPのコンセプトとの違いを示した図である。

　前項までのバイオ原薬製造はあくまで非無菌製造であるが，再生医療等製品製造は，無菌操作が最終製品化される工程まで継続される。また，同じ工程を長期にわたり（数カ月にわたる場合もある）繰り返すことから，より詳細に無菌操作環境を検討する必要がある。

　GMP省令（医薬品及び医薬部外品の製造管理及び品質管理の基準に関する省令　平成十六年十二月二十四日　厚生労働省令第百七十九号のこと）第二条第7項において「無菌区域」とは，「作業所のうち，無菌化された薬剤又は滅菌された容器が作業所内の空気に触れる場所，薬剤の充てん作業を行う場所，容器の閉そく作業を行う場所及び無菌試験等の無菌操作を行う場所」とされる。

　GMPにおいて無菌操作を実施する「重要区域」では，人の介在を可能な限りなくすことを求めるため，結果として同区域内のプロセスの自動化が進む。その周囲は環境設備に応じて「直接支援区域」または「その他の支援区域」に設定する。なお，直接支援区域は，重要区域とともに無菌区域に分類される。一方，GCTP省令（再生医療等製品の製造管理及び品質管理の基準に関する省令　平成二十六年八月六日　厚生労働省令第九十三号のこと）第二条第8項において「無菌操作等区域」を「作業所のうち，無菌操作により取り扱う必要のある製品等の調製作業を行う場所，滅菌された容器等が作業所内の空気に触れる場所及び無菌試験等の無菌操作を行う場所」としている。

　すなわちGMPの「無菌区域」は「無菌化された薬剤」が空気に触れる場所ならびに無菌操作を行う場所であるのに対し，「無菌操作等区域」は無菌操作を行う場所であり，

定義が異なる。これは，「無菌区域」という用語が「微生物が皆無である区域」を想定させるのに対し，再生医療等製品の製造所では微生物等の混入リスクを医薬品製造工程と同レベルで管理することが困難なケースが想定されることから，製品の無菌化には言及していないことによる[4.7]。

再生医療等製品は細胞加工プロセスが発展段階にあることから，人の介在が必須である場合もあり，また，細胞そのものは滅菌できない。

「無菌操作等区域」の周辺は「清浄度管理区域」に設定する。無菌操作等区域に隣接するエリアの清浄度については，リスク分析により設定する。なお補足として，AMED（Japan Agency for Medical Research and Development：国立研究開発法人日本医療研究開発機構）のガイドラインの素案が公開されている。同素案は検討段階であり内容は今後も変更となる可能性はあるが，その骨子（リスクに応じて個別に清浄度を的確に設定することが重要であること）は変わらないと考えられる（清浄度管理区域Ⅰは無菌操作等区域に隣接する区域であり，リスクに応じて無菌製剤のグレードB〜Dに相当する清浄度管理基準まで設定）。無菌操作等区域にはⅠとⅡ（無菌操作等区域Ⅰは無菌操作をする場所，無菌操作等区域Ⅱは例としてパスボックス等の清浄度管理区域ではない場所）がある。

ここで特徴的なことは，GCTP省令の管理区域の区分は，工程室などの物理的な区画に基づいて設定するのではなく，作業内容とリスク評価により設定するという思想に基づく。例えば閉鎖系で細胞加工を実施する場合，無菌操作が適用されないため，同一作業場所内に無菌操作等区域は存在しない。

表4.4にAMEDの素案に基づいた最新の区域分類の例を示す。前述のようにこれは素案であり，今後変更になる可能性がある。

別の最新の思想による区域分類の例として，表4.5を示す[4.8]。

図4.23にヒト細胞製造施設を例としたGCTP省令対応の部屋構成例を示す。無菌操作等区域に隣接しない清浄度管理区域のゾーニングは，GMPを適用する場合の工程室および付随する部屋のゾーニングと特に変わらず，工程室の清浄度を維持するため，更衣室およびパスルームと気流方向が逆転しないよう室圧差を管理する。一方，無菌操作等区域を含むゾーニングについては，表4.4および表4.5の分類により構成が異なる。

図は表4.4の分類に基づいたゾーニングであり，安全キャビネットで操作する作業者の周囲も無菌操作等区域とし，その範囲を例えばパーティション等で区分する。一方，表4.5の分類に基づいたゾーニングにおいては，安全キャビネットの周囲を無菌操作等区域に含めない。

表 4.4 GCTP 省令の管理区域の考え方（AMED ガイドライン素案による）

区域を適用する対象	無菌操作等区域[※1]	清浄度管理区域（隣接する場合[※2]）
無菌操作の近傍	含む	含まない
環境設備の内部	含む	含まない
無菌操作の作業者の近傍	開放型：原則として含む 閉止型：含まない	開放型：原則として含まない 閉止型：含む
無菌操作の支援領域	開放型：堅牢性による 閉止型：含まない	開放型：堅牢性による 閉止型：含む

※1 細胞加工が閉鎖系の場合，無菌操作等区域は存在しない。
※2 無菌操作等区域と隣接しない作業所は，清浄度管理区域となる。
※3 開放型：安全キャビネットなど
※4 閉止型：アイソレータなど

区域に適合するエリアを作業範囲に基づき整理（レイアウトで例示）

AMED：再生医療等製品の無菌製造法に関する指針（案）第2版[48]より引用・改変

表 4.5 GCTP 省令の管理区域の考え方（文献資料による）

区域を適用する対象	無菌操作等区域[※1]	清浄度管理区域（無菌操作等区域と隣接する場合）[※2]
無菌操作の場所	含む	含まない
環境設備の内部	含む[※3]	含まない
環境設備の外部近傍	含まない	含む[※4]
環境設備の設置環境	含まない	含む

※1 閉鎖系プロセスは対象外のため，無菌操作等区域は必要としない。
※2 無菌操作等区域と隣接しない作業所は，清浄度管理区域となる。
※3 開放式の場合に開口部の内部近傍は無菌操作には適さない。
※4 開放式の場合に開口部の外部近傍は無菌操作等区域に対する配慮が必要。

「バイオロジカルクリーンルームの設計・維持管理と作業員教育」第8節　細胞加工施設におけるゾーニングおよび動線計画[49]　より引用・改変

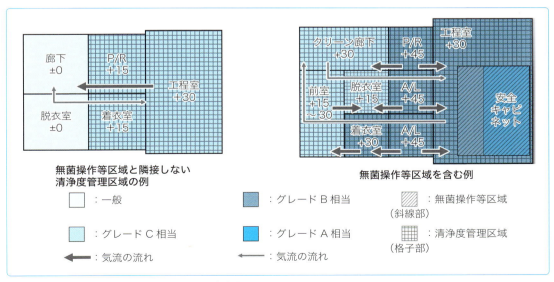

図 4.23 GCTP 省令対応　ヒト細胞製造施設例

4.3.3 停電対応

　停電（電源供給が停止または装置が停止するまでの電圧低下）として，以下の3種類を定義する。

①計画停電
　法定点検，メンテナンス等，事前に電源供給停止が把握されている状況で発生する停電。
②突発停電
　事故，自然災害等，事前に把握していない状況で発生する，瞬時電圧低下で定義する時間を超えた停電。
③瞬時電圧低下（瞬時停電を含め）
　ある瞬間的な時間（1～2秒程度で定義する場合が多い）の停電。

　それぞれ定義された停電により対応が異なるが，バイオ医薬品用原薬製造設備の中には，装置が停止することで短時間のうちに品質へ影響を及ぼす工程もあるため，バックアップ電源，電源復帰時の自動復帰対応等が必要な場合もある。特に原薬の凍結保存装置（ディープフリーザー）はクリティカルとなる。一方，MCB/WCB（マスターセルバンク／ワーキングセルバンク）保管容器も液体窒素の供給が停止すると大打撃となるが，保管容器側に貯留された液体窒素が蒸発しきる（通常2～3日以上かかる）まで内部の温度は維持されるよう設計されているため，原薬の保存装置に比べクリティカルとならない。
　長期間運転する培養槽については，停電により品質に影響する可能性が高く廃棄となる可能性が高いが，培養の段階および停電時間により影響度が異なり，リスク評価により対応要否を検討する。
　各精製工程については，クロマト通液中のプロセス液は廃棄となる可能性が高いが，一時貯留タンク内のプロセス液，UF/DF工程のプロセス液等は，品質が長期間（ジャケット冷却が有効な時間，系内が閉鎖系を維持される時間等）維持される可能性が高く，ダメージは培養に比べ大きくないと考えられる。
　計画停電時はあらかじめ停電時間の予想がつくため，そのぶんのバックアップ電源をテンポラリーに用意し，稼働が必要な供給先へ接続すればよい。
　突発停電時については，上記のように工程に応じて頻度と影響度についてリスク評価し対応する。
　瞬時電圧低下は多少の頻度があり，設計上考慮する。その際，制御電源をUPS等でバックアップすることを最低限考慮する。また，インバーターを使用する装置について

は，瞬時電圧低下対応のインバーターを考慮する。バックアップ方法は，個別装置で持つのかセントラルで設置するのか，装置サプライヤ側の対応可否とUPS設置場所をどことするのがよいか等，メンテナンスを含め考慮し設計する。装置によっては，制御のみバックアップしても動力機器が回路上再起動しないものもあり，装置サプライヤと十分コミュニケーションをとり，電源側で追加の回路を考慮する等，留意が必要である。

以上のように，停電の種類，工程，装置に応じてリスク評価し停電対応を設計上考慮する。

4.4 バイオ医薬品用原薬の製造設備の設計のポイント

各製造工程を構築する製造設備を設計する際，エンジニアリング会社が特に留意する事項を以下にあげる。

4.4.1 Bio-burden Controlled Process

バイオ医薬品用原薬は非無菌原薬であり，そのため無菌製剤と管理が異なり，自主基準内での微生物汚染管理（Bio-burden Controlled Process）が許容される。そのため，無菌製剤における蒸気滅菌（オーバーキル）の条件：121℃×20分以上とすることは必須ではない。微生物汚染管理に基づいて温度条件および時間条件を設定することにより，熱負荷を低減し，熱に弱い材料の使用を可能とする。ただ実際は以下のように運用することが多い。

▶ 培養設備（培養液への微生物汚染防止）：オーバーキル条件で滅菌
▶ 充填設備（最終原薬への汚染防止）：オーバーキル条件で滅菌
▶ 上記以外（バイオバーデン管理）：オーバーキルは必須ではないが結果的にオーバーキル条件で実施（自主管理基準の規定が難しいため）

4.4.2 培養工程における設計のポイント

培養工程においては，細胞が増殖するための最適な培養条件を維持可能とするよう考慮する。また，培養中の外部からの微生物汚染を防止することを考慮する。

本項ではフェドバッチ培養に使用する撹拌培養槽の設計のポイントを中心にあげる。

(1) 播種作業における設計上の考慮

図4.24および図4.25に播種作業時の設計上の考慮を示す。播種作業は開放操作であり，微生物汚染を防止するため，高度なバイオバーデン管理が必要であると同時に，取扱う生物体の環境への拡散防止も考慮する必要がある。

そのため，作業を安全キャビネット内で実施する（図4.24）。

図4.25はWaveタイプのシングルユースバイオリアクターへ移送する場合の操作を示す。フラスコへの移送用チューブ挿入は開放操作となるため，安全キャビネットを使用し，安全キャビネット内でバッグへチューブポンプにより移送する。バッグからバッグへの移送の際は，閉鎖系の操作となるため安全キャビネット外で作業する。チューブ接続は閉鎖系を維持するため，無菌コネクタまたは無菌的溶着機を使用する。

(2) 培養環境を均一にするための撹拌条件の設計

撹拌翼形状，撹拌翼サイズ，撹拌動力，撹拌回転数は，ユーザーである医薬品会社のスケールダウンモデルまたは既存培養槽がある場合，そこから培養槽のサイズに応じてスケールアップ／スケールダウンして設計する。

医薬品会社がマルチユースを計画しベースとなるモデルがない場合，エンジニアリング会社が自社の経験または開発したモデルから提案する。

撹拌機をスケールアップ／スケールダウンする際，幾何学的相似に加え，撹拌動力と撹拌回転数を下記のどれで設計するか，ユーザーと協議する。ユーザーに下記についての知見がない場合，エンジニアリング会社の経験または開発により条件を提案する。

- ▶培養液単位体積当たり撹拌動力一定
- ▶撹拌回転数一定
- ▶撹拌翼周速度一定
- ▶$k_L a$（酸素容量係数）一定

培養槽の内径と培養時液面高さの比は，モデルとなる条件の幾何学的相似を基本とするが，槽の下鏡は製作メーカーの寸法ラインアップが決まっているため，ラインアップに沿った内径となるようにスケールアップ／スケールダウンする。

最近は動物細胞培養にシングルユースの培養槽を使用することも多く，その場合，撹拌条件はシングルユース製品を製造するメーカーにより決まるため，どのメーカーを選定するかが重要となる。したがって，自社で培養可能であり培養データを十分持っているメーカーを選定することが多い。

一般的に動物細胞は撹拌せん断力に弱く，細胞の生存率を維持するため，微生物に比べ低速で撹拌し，撹拌動力も小さい。

工　　程：種培養／拡大培養
作業内容：アンプルなどに分注されたWCB（ワーキングセルバンク）を
　　　　　ピペットなどを使用しシャーレやフラスコへ移植
要　　件：遺伝子組換え細胞・微生物の拡散防止
　　　　　バイオバーデン管理のため清浄環境下で作業
対　　応：安全キャビネット使用

作業者の安全を図るのが第一目的。かつ検体を清浄空間で扱う。

（クラスⅡの例）
バイオハザード対策用キャビネット

図 4.24　播種作業（WCBからの移植）

工　　程：種培養／拡大培養
作業内容：前段の培養液を後段の培地へ播種
　　　　　フラスコ内の培養液を培養バッグ（容器）へ移送
　　　　　少量から大量のシングルユース培養バッグへ培養液を移送
要　　件：培養液を閉鎖系で移送し拡散防止
　　　　　移送ラインは無菌的に操作
対　　応：フラスコ等へチューブを挿入する際に安全キャビネットを使用
　　　　　チューブ接続の際に無菌コネクタ，無菌的溶着機使用

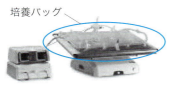
WAVEタイプ　シングルユース
バイオリアクター

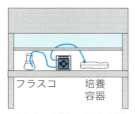
安全キャビネット内作業

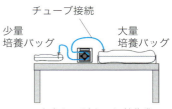
安全キャビネット外作業

GEヘルスケア・ジャパン株式会社ウェブサイト[4.10]より

図 4.25　播種作業（フラスコからバッグへの移植）

　微生物培養では，微生物の高い酸素要求により，洗濯機の脱水運転のような高速撹拌が求められ，撹拌動力もそれに従い大きい。

　培養槽の撹拌機設置位置は，上部／下部どちらもある。日本では上部撹拌機が一般的であるが，海外では下部撹拌機も多くみられる。

　撹拌軸を槽の中心（同心）に設置する場合が一般的であるが，偏心を選定する場合も

ある。偏心の場合，槽内流動が供回りとならず槽内にバッフル設置が不要になること，2,000L培養槽であればマンホール設置ができ本体フランジが不要になる等メリットもあるが，スケールダウンモデルの培養槽（ジャー）撹拌機は通常同心設置であり，幾何学的相似によるスケールアップを考慮すると，同心とすることを推奨する。

槽内に設置するバッフル枚数は通常4枚であり，等間隔に配置する。バッフルに目盛をつける場合も多く，バッフルの槽内レイアウトは目盛の視認性等を考慮し設計する。

フェドバッチ培養においては，培養中に経時的な液面の変動（上昇）があり，この動きが撹拌軸の設計に影響するため，詳細設計をする撹拌機メーカーへの要求仕様に加える。

（3）最適な温度，pH，溶存酸素濃度（DO）を維持するための設計

動物細胞は温度変化に弱くほとんど発熱しない一方，微生物は増殖に伴い激しく発熱することから，対象とする生物体に応じた最適な温度を維持するための設計への考慮が重要である。どちらの生物体を培養する場合であっても，培養槽の温度設定は通常37℃付近とすることが多い。

①培養槽の温度を管理するため，通常，ジャケット付撹拌槽を培養槽に用いる。

②動物細胞培養の場合，通常培養初期から培養終了まで一貫して37℃±0.3℃以内で温度が安定するように制御設計する。培養終了前にあえて温度設定を下げ，細胞にストレスを与えることで原薬を産生させる場合もある。

③微生物培養の場合，培養後半の急激な温度上昇を抑制するための制御プログラムを考慮する。

培養中，最適なpHを一定に維持するよう設計上考慮することも重要である。通常，中性（pH7.0±0.2程度）とするが，製品により若干酸性側またはアルカリ性側に制御する場合もある。

動物細胞培養の場合，培地が弱アルカリ性となるため，培養初期には二酸化炭素ガスを培養槽空隙部に通気することでpHを維持する。やがて細胞増殖に伴い，呼吸・代謝により培養液は酸性側へ傾くため，二酸化炭素ガスの通気を停止し，炭酸水素ナトリウム等のアルカリ性pH調整剤により調整する。

動物細胞培養では，長期間の培養（通常14日程度）が行われるため，培養中にpH計のドリフトが生じる。そのため，1日に1回培養液をサンプリングしオフラインでpHを測定し，pH計の変換器においてオフライン測定値に合わせこむ操作があることを考慮する。

微生物培養の場合もpHを中性に維持するが，培地は中性のため培養初期の二酸化炭素供給は不要で，呼吸・代謝とともに培養液が酸性側へ傾くため，アンモニア水等のアルカリ性pH調整剤により調整する。

培養中の最適な溶存酸素濃度（DO）を維持するための設計上の考慮も重要である。

4.4 バイオ医薬品用原薬の製造設備の設計のポイント **139**

動物細胞は酸素が不足すると窒息し，酸素が過剰になると酸素中毒になる。微生物は酸素が過剰になることはほとんどなく，増殖が激しいため酸素が不足するリスクのほうが高い。

動物細胞培養の場合，DOは最大溶存濃度の20vol％程度を維持するように制御する場合が多いが，細胞が撹拌せん断力に弱いため，通気ガスの工夫が重要である。通常，培養槽空隙部に空気を通気し，培養槽内部はスパージャーにより細かい気泡となるよう空気または酸素ガスを通気する。スパージャー通気流量は最大0.1vvm（撹拌液量に対する1分間あたりの通気流量の比）程度とすることが多く，その流量でDOが設定を下回るようであれば，通気ガスの酸素濃度を上げるか，小流量で酸素のみ供給する。スパージャーの形状は，大型であれば微生物同様の1mmφ程度の穴が複数個あいているリングスパージャーとする場合もあるが，気泡を細かくするため焼結金属，SPG (Shirasu Porous Glass)[4.14]膜等を使用する場合もある。どの形状のスパージャーであっても，気泡を発生させる部分は撹拌翼の真下に配置し，撹拌翼により気泡がせん断または槽内へ均一に混合されるようにする。

微生物培養の場合，動物細胞に比べ微生物はせん断力に強いため，高速撹拌しつつリングスパージャーから空気を1vvm程度の流量で通気するのが一般的である。

動物細胞培養／微生物培養どちらについても，上記通気流量を考慮したラインサイジングおよびろ過滅菌用フィルターのサイジングをする。

培養中，通気撹拌により動物細胞培養／微生物培養どちらであっても，培養液上面にビールの泡状の層が形成される（フォーミング）。通常，泡をそのまま増大させず抑制するため，消泡剤が培養を通じて投入される。手動で泡を目視確認して投入する場合もあるが，自動で投入する場合もあり，その場合，投入プログラムを制御設計において考慮する。

(4) 培養液への微生物汚染防止

動物細胞，微生物とも培養中に外部環境から他の微生物が混入すると，増殖が阻害されたり予期せぬ不純物が生成されたりし，原薬の品質が維持されなくなる。そのため，培養槽へ外部環境から微生物が侵入しないよう，以下のような防止策を設計上考慮する。

①培養槽は毎バッチ使用後にCIP（Cleaning In Place：定置洗浄）/SIP（Sterilization In Place：定置滅菌）した後，再度使用するまで陽圧（特に決まりはないが圧力変動があっても負圧にならないように設定）で保持しながら密閉状態を維持できるよう，CIP/SIP可能な配管構成およびCIP用製薬用水および洗浄剤（通常，NaOH（水酸化ナトリウム）水溶液）供給設備，SIP用ピュアスチーム供給設備を考慮する。

②初期投入培地は，滅菌条件（121℃×20分以上）において変性しなければ，そのまま培養槽において培地調製するか調製された液体培地を培養槽へ投入後，蒸気滅菌す

る。変性するのであれば，調製された培地を0.22μm以下の親水性フィルターによりろ過滅菌する。

③ろ過滅菌する初期投入培地については，合成ではなく自然界からの原料より製造することも多く，ウイルス混入リスクを否定できないとして培地調製後に培地を熱で処理するユーザーもある。その場合，培地移送ラインに熱処理するためのHTST（High Temperature Short Time）装置等を設置する。

④フェドバッチ培養において途中で供給されるフィード，pH調整剤，消泡剤についても初期投入培地同様，蒸気滅菌またはろ過滅菌してから使用する。

⑤培養中に途中で供給ラインを接続する必要が生じた場合，培養槽が閉鎖された状態を保持できるように接続する。すなわち，接続部を局所的に蒸気滅菌するかシングルユース技術を用いて無菌接続する。培養槽への培地／pH調整剤供給ライン無菌接続作業の例を図4.26に示す。バイオバーデン管理された閉鎖系ラインを無菌的に接続するため，培養槽への各供給ラインをバルブにより縁切りし，培養槽とバルブを挟んで反対側を開放して対象とするラインを接続後，開放部のみ蒸気を導入し滅菌してから培地／pH調整剤等を培養槽へ供給する。

⑥培養中，毎日培養液をサンプリングし，pH測定，生細胞濃度等を測定する。したがって，培養槽から毎日サンプリング可能な設備構成を考慮する。すなわち，槽側面から密閉状態でサンプリング容器に採取可能な設備構成とする。そのため，容器接続時に接続部の局所的な蒸気滅菌が可能な構成とするか，シングルユースのサンプリングバッグを複数箇所設置し，採取後圧着等により汚染されないよう切り離す構成を考慮する。

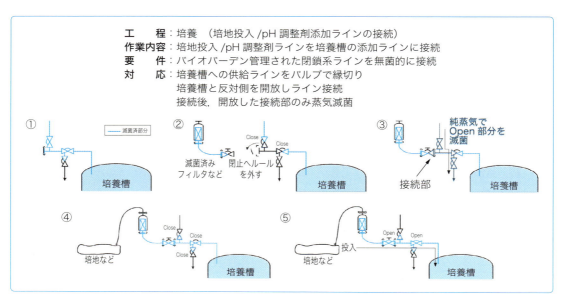

図4.26　培養槽　無菌接続作業例

⑦CIP/SIP対象範囲のバルブ／計器類の材料は，接液部が耐アルカリ性（例：80℃×1wt%NaOH水溶液への耐性）であり，蒸気温度以上の耐熱（例：140℃以上）となるよう考慮する。

⑧ろ過滅菌用フィルターの完全性試験要否は，無菌製剤と異なり原薬なのでリスクベースで判断する。ろ過前に実施することで培養失敗リスクは低減されるが，シングルユースフィルターで無菌接続であれば，メーカーの出荷試験で担保されるとすることも考えられる。

(5) 培養中の通気確保

・培養中，フォーミングを抑制しても排気に培養液が同伴する可能性は十分考えられる。そのため，培養槽の排気フィルターは疎水性フィルターとし，余裕をもったサイズとすると共に，フィルター外部に電気ヒーターを巻き，水滴がそのまま蒸発してベーパーロックを防止するよう考慮する。

・スパージャーおよび上面通気のろ過滅菌用フィルターも疎水性フィルターを選定する。これらは通気時上流側が培養槽内部より陽圧となるため，圧力的に培養液の逆流は発生しにくいが，トラブル等で空気／酸素ガス／二酸化炭素ガスの供給が停止した場合，ガスラインへ培養液が逆流しないようフィルターで防護する。フィルター下流側に逆止弁を設置することは，逆に汚染リスクを高めることになるため設置しない。また，上記トラブルが発生した場合，フィルターは培養液が付着している可能性があり，フィルターはCIPできないため，たとえ問題なく通気できていたとしても培養終了後にフィルターを点検し，必要に応じフィルターハウジングの分解洗浄，フィルターエレメントの交換等が可能なよう設計する。

4.4.3 分離工程における設計のポイント

細胞分離にデプスフィルターを使用する場合，ファイバーリリースがあるため設置後使用前にフラッシングする必要があり，バイオバーデン管理を兼ねて後段に0.22μm以下のカートリッジフィルターを設置するのが一般的である。また，デプスフィルターは構造上逆圧をかけてはならず，素材として使用前のSIP（定置蒸気滅菌）にも適していないことに留意が必要である。

4.4.4　精製工程における設計のポイント

(1) クロマトグラフィー

クロマトグラフィーを選択する基準として，以下をあげる。

- ▶物質選択制の高いクロマトグラフィー
- ▶ Binding Capacity（結合容量）
- ▶濃縮と脱塩（バッファー交換）の組合わせ
- ▶異なる原理のクロマトグラフィーの組合わせ
- ▶不純物（DNA／HCP／エンドトキシン，ウイルス等）の効率的な除去ができるクロマトグラフィーの選択
- ▶樹脂クロマト／メンブランクロマトの選択

クロマトグラフィー工程に使用する装置の洗浄と保存における設計上のポイントを図4.27に示す。インレットには粗原料液ラインおよび各種バッファーラインを接続する。アウトレットには排液ラインおよび回収ラインを接続する。また，各製品に応じたカラムを装置に接続する。これらの接続は開放操作であり，環境に曝露される。そのため，製品の品質に影響を与えないよう開放部の清浄度を管理する必要があり，SOPも重要である。また，クロマトグラフィー装置は配管勾配が十分取れず滅菌できないのが一般的であり，カラム内の担体は熱に弱いことから，バイオバーデン管理として使用後に

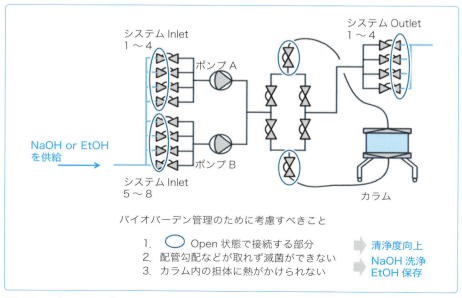

図 4.27　クロマトグラフィー　洗浄と保存

工　　程：精製（濃縮/処方）
作業内容：UF 膜を膜ホルダーに装着
要　　件：Open 操作に応じた作業環境または SOP の考慮
対　　応：作業環境の清浄度向上
　　　　　およびバイオバーデン管理
　　　　　・膜装着後の Closed 状態での NaOH 洗浄
　　　　　　（耐熱上　膜は蒸気滅菌不可，ホルダー単体は蒸気滅菌可も）
　　　　　・作業後の NaOH による再生
　　　　　・膜取外後の EtOH 保存

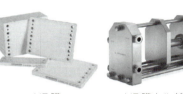
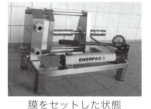

UF 膜　　　UF 膜ホルダー　　　膜をセットした状態

ザルトリウス・ステディム・ジャパン株式会社　ウェブカタログ[411] より

図 4.28　UF/DF 工程における設計上の考慮

NaOH 等の薬液で洗浄し，担体の保存時は EtOH（エタノール）溶液等で保存する。

(2) UF/DF

UF/DF 工程における設計上のポイントとして，UF 膜をホルダーに装着する際の考慮をあげる（図 4.28）。

装着時は開放操作となるため，プロセス液の品質に影響しないよう作業環境の清浄度管理が重要であり，SOP も重要である。ホルダーは蒸気滅菌可能な装置もあるが，UF 膜は耐熱上蒸気滅菌できないため，装着後に NaOH によりバイオバーデンコントロールとして循環洗浄，使用後も NaOH により再生する。膜交換時，取外した膜は EtOH 溶液内で保存する。

(3) ウイルス除去

ウイルス除去工程における設計上のポイントとして，ウイルス除去膜の取付時・取外し時の考慮をあげる（図 4.29）。

取付時・取外し時は開放操作となるため，プロセス液の品質に影響しないよう作業環境の清浄度管理が重要であり，SOP も重要である。

ウイルス除去膜はシングルユース（プロセス液通液終了後廃棄）であるため，使用後の膜再生は不要であり，使用後膜本体を熱処理，薬液処理等し，微生物負荷を低減する必要はなく，バイオバーデン管理としてウイルス除去膜の後段に 0.22 μm 以下の無菌フィルターを設置することで，下流側への微生物汚染を防止するとともに，ウイルス除去膜取外し後，装置の膜の部分に単管を設置し CIP/SIP する。

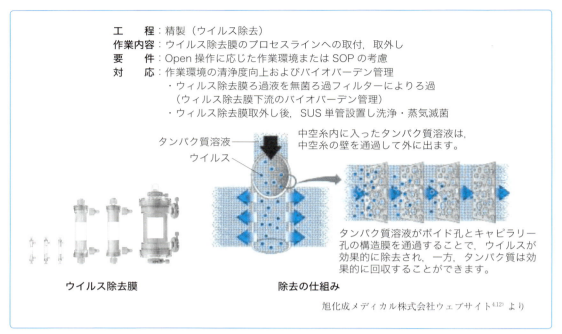

図 4.29　ウイルス除去工程における設計上の考慮

4.4.5　充填工程における設計のポイント

　最終原薬の充填では，ボトル等開放容器へ分注するため原薬が環境に曝露される。そのため，外部環境から原薬が汚染されないようクリーンブースまたはクリーンベンチを設置し，その中で充填作業を実施する（図4.30）。上記目的により，クリーンブース内またはクリーンベンチ内の気流は，内部から外部への流れとする。非無菌原薬のため作業環境は無菌ではなく，あくまでもバイオバーデン管理であることに留意が必要である。

4.4.6　培地調製／バッファー調製工程における設計のポイント

　培地調製およびバッファー調製工程における設計上のポイントとして，粉体原料投入操作をあげる（図4.31）。粉体原料投入時，開放操作となることと，大量の粉体原料を調製槽へ投入することにより部屋内へ粉体が飛散し，部屋内のバイオバーデンが上昇するリスクが高まること，また飛散粉体が別の調製液に混入しクロスコンタミを起こすことが考えられるため，設計上以下のように考慮する。

4.4 バイオ医薬品用原薬の製造設備の設計のポイント　145

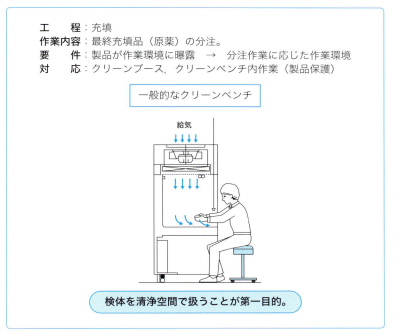

図 4.30　充填工程における設計上の考慮

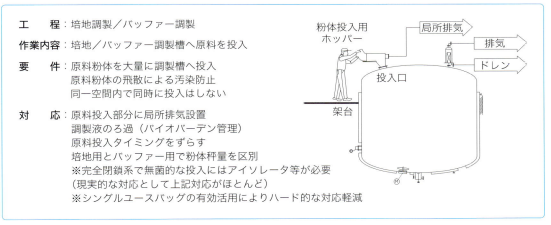

図 4.31　培地／バッファー調製における設計上の考慮

- 原料投入部に局所排気を設置し投入時の飛散を抑制
- 調製液をバイオバーデン管理として0.22μm以下のフィルターでろ過または熱処理
- 同一空間内で複数の調製槽へ同時に粉体原料を投入せず，タイミングをずらす前提で設計
- 培地用とバッファー用で粉体の秤量エリアを区別する等，混同を防止

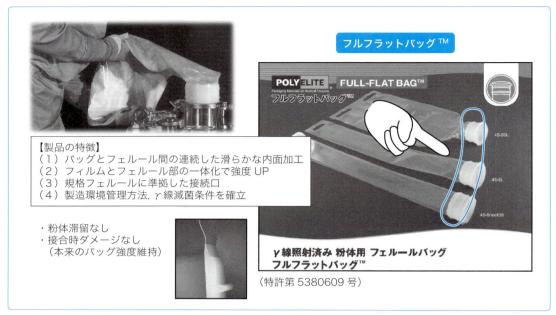

図 4.32　粉体投入用シングルユースバッグ

　なお，完全閉鎖系で環境からの微生物汚染なく粉体原料を投入するためにアイソレーター等を候補として考えるかもしれないが，そもそも非無菌原薬でハザード性もない物質への対応として過剰であり，現実的に上記までの対応とする。

　また，日揮と細川洋行が共同開発したフルフラットバッグ™（特許第5380609号）のようなシングルユースバッグ（図4.32）を有効活用することにより，ハード上の対応を軽減することも可能である。本バッグは粉体原料を槽へ接続し閉鎖系で投入することを目的に開発され，以下の特徴を持つ。

- γ線照射済み
- バッグとフェルール間の連続した滑らかな内面加工
- フィルムとフェルール部が一体化され強度を強化
- 規格フェルールに準拠した接続口
- γ線滅菌条件を含むバッグの製造環境管理方法を確立

　上記特徴により，本バッグは投入時の粉体残留がほとんどなく，槽への接合時のダメージもほとんどなく，バッグ本来の強度を維持することが可能である。

4.5 新技術採用時のポイント

バイオ医薬品用原薬の製造技術は日進月歩であり，毎年に近いペースで新たな技術が出現している。10年以上前は一部にのみ使用されていたシングルユース技術は現在，すでに新技術ではなく一般的な技術として世界的に広く普及しているが，本項では新技術の分類とし，レイアウトを含めたポイントについて解説する。

また，バイオ医薬品用原薬製造の連続化に関する技術，およびバイオに限らず世界的に普及が進んでいるモジュール工法について紹介する。

4.5.1 シングルユース技術

シングルユース技術は，バイオ医薬品製造機器・部品として広く普及している。

当初はフィルターとチューブ，貯留バッグ，チューブポンプ等，一部のみであったが，やがて撹拌でき，さらに接液部がシングルユースの計装機器，シングルユースの自動バルブまで進化している。

シングルユース技術を用いた製品（シングルユース製品）のサプライヤは主に海外にあり，海外ではステンレス製の機器費用が高額なこともあり，2000年代後半より広く普及している。しかし国内市場においては，消耗品となるバッグ・チューブの費用が決して安価とはいえず，国内のステンレス機器費用が海外に比べ安価なこともあり，2010年代に入るまで治験薬製造を中心に普及が限定的であった。しかし最近は国内においても，培養槽を含め大部分をシングルユース製品で構成された商用のバイオ医薬品用原薬製造設備の事例，製剤の充填ラインに接液部をシングルユース製品で構成する事例も見られる。

シングルユース製品として，主に以下のラインアップが市販されている（図4.33）。

- ・シングルユース培養槽（振とう：Wave等）
- ・シングルユース培養槽（縦型ジャケット付撹拌槽）
- ・シングルユース撹拌槽（ジャケット付／ジャケットなし）
- ・シングルユースクロマトシステム
- ・プレパックドカラム
- ・シングルユース自動TFF装置
- ・シングルユースチューブ
- ・シングルユース無菌コネクタ

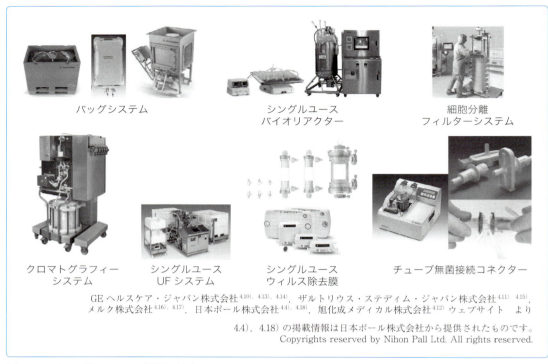

図 4.33 シングルユース製品（例）

- 無菌的溶着機
- シングルユース計装機器（圧力計，温度計，流量計，pH計等）
- シングルユースフィルター（デプス／メンブレン／UF／ウイルス等）
- シングルユースサンプリングバッグ
- シングルユース製品バッグ
- シングルユースバッグ冷凍保管システム
- シングルユース粉体原料投入バッグ

　シングルユース製品の利点として，使い捨てのため，洗浄・滅菌不要であること，複数製品を製造する場合のクロスコンタミ防止に有利なこと，製薬用水使用量および排水量の低減が見込めること，洗浄が不要なことより洗浄バリデーションの負荷低減が見込めることがあげられる。

　一方，シングルユースの課題として，培養槽は2,000L以下，それ以外でも3,000L以下といったサイズの制限があること，接液部プラスチック材料からの溶出リスクがあること，基本的に手動操作主体で作業者負荷が大きく誤操作リスクが懸念されること，消耗品使用量増大に伴い保管倉庫および固形廃棄物が増大すること，バッグ等消耗品のランニングコストも増大すること，ほとんど海外製品のためサプライチェーンリスクが懸念されることがあげられる。

4.5 新技術採用時のポイント

シングルユース技術を導入する際の設計上のポイントとして，以下をあげる．

(1) プロセス設備に対しBio-burden Controlled Process導入（図4.34）

シングルユース製品は，ほとんどが出荷時にγ線滅菌済みで納入することが可能であり，蒸気加熱による微生物管理ができないプロセス設備に対しシングルユース製品を導入することにより，準備作業時の微生物管理作業を減らすことが可能となる．

(2) 無菌コネクタ等使用によるClosed Systemの構築（図4.35）

バイオ医薬品用原薬製造は閉鎖系液体操作が主体であり，合成原薬製造に比べClosed Systemの構築が比較的容易となる．

微生物汚染防止にはClosed Systemを最大限適用することが効果的であり，開放操作がある箇所はローカルプロテクションにより環境からの汚染を防止する．種培養／最終充填工程は高度なバイオバーデン管理が必要なことから，高度なローカルプロテクションが要求される．

Closed Systemのメリットとして以下の3点があげられ，実用可能な範囲で可能な限りプロセスを閉鎖系に維持することを求める．

▶ 微生物および異物混入による汚染を防止でき，品質への影響を最小限に抑制

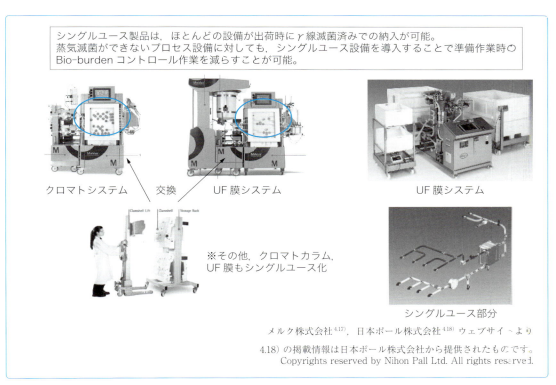

図 4.34 Bio-burden Controlled Process の導入

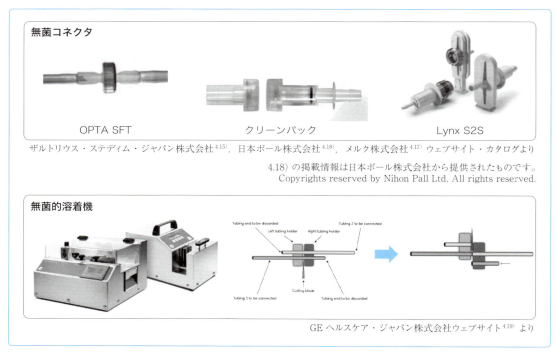

図 4.35　無菌接続方式

　　　可能
　　　▶バイオハザードを扱う際，作業者への影響を最小限に抑制可能
　　　▶生物体が外部へ拡散することを防止し，環境への影響を最小限に抑制可能

　シングルユース技術における Closed System 構築に最も重要なのが無菌接続方式であり，無菌コネクタによる接続，または無菌的溶着機による接続に代表される。ただし，無菌コネクタは構造が複雑なこともあり，適切な手順で接続しないと失敗するリスクがあることに留意が必要である。

　無菌的溶着機は，装置へのチューブ設置，設定を検証しておくことで，無菌コネクタより容易に無菌接続が可能であるが，チューブを熱で切断／溶着することがプロセス液の品質へ影響しないことを検証しておく必要がある。

(3) 使用後の廃棄対応（図 4.36）

　シングルユース製品の課題の1つであり，消耗品を大量に使用するため，消耗品の保管スペースを考慮するとともに，大量の廃棄物の一時保管スペースも考慮が必要である。また，使用する工程（例：培養工程）によっては廃棄前に不活化が必要となる。

　シングルユース製品の不活化にはオートクレーブの使用が代表的である。一度に廃棄する量を考慮し，少量であれば電気式のオートクレーブとし，大量であればビルトイン

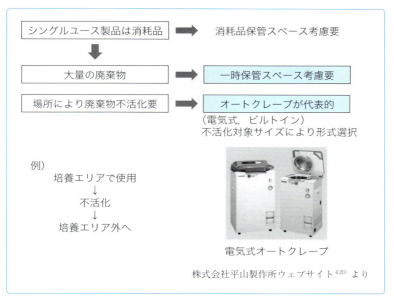

図 4.36　シングルユース製品　使用後の廃棄対応

の蒸気供給によるオートクレーブを考慮する。

(4) 材料に対する品質基準

　原薬GMPであるICH Q7 5.11では，「原料，中間体・原薬が装置の表面と接触することにより，中間体・原薬の品質が公定規格又は他の設定規格を超えて変質することのないように，装置を組み立てること」とある。そのため，接液部材料についてExtractables & Leachables（抽出物と溶出物）を検証しておく必要がある。

　品質へのリスク評価として，溶出物試験データが必要であり，動物由来原料を使用しているかどうか確認し，もしもあればBSE（Bovine Spongiform Encephalopathy）/ TSE（Transmissible Spongiform Encephalopathy）に対するリスク評価も必要である。これらはユーザーである医薬品製造会社が単独で対応できるものではなく，シングルユース製品の材料を供給するサプライヤの協力が必要である。

(5) 自動化の程度（図4.37）

　シングルユース製品は手動操作主体であるが，以下の理由により自動化を開発している。

- ▶作業者による誤操作防止，装置の信頼性向上による品質向上
- ▶手動作業のためのSOP作成負荷および作業者に対する作業トレーニング負荷軽減による効率化（コストダウン）
- ▶シングルユース製品の自動化はバイオ医薬品用原薬の連続製造への進展につながる

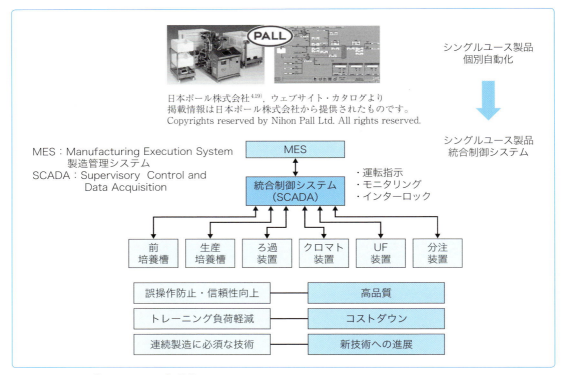

図4.37　シングルユース　自動化

　個別装置についての自動化は現状，培養槽，クロマトシステム等の市販されている装置に組み込まれている。一方，個別装置同士を統合したバイオ医薬品製造工程全体の制御システムは，後述の連続製造を達成する目的で開発中である。

4.5.2　ボールルームコンセプト

　ボールルーム（Ballroom）とは本来，舞踏会を踊れる大空間の会場を意味する。図4.38の例に見られるように従来の施設コンセプトは，清浄度の違いに加え各工程における開放操作時のクロスコンタミ防止とICH Q7に記載のあるウイルス安全性確保を考慮し，細かくスィート（製造室と，それに連結した更衣室およびパスルーム等付随する部屋のひとかたまり）ごとに区分する。それがシングルユース技術の浸透に伴い，無菌接続等，密閉操作の範囲が広がり，また接液部を再利用することがなくなり，クロスコンタミリスクが低減することにより，リスク評価したうえで従来は分割していた製造室を統合することが可能である。

　海外の先進的なバイオ医薬品用原薬製造会社の中には，図4.39に見られるように培養から精製工程（ウイルス除去前）まで統合し1つの製造室内で実施する事例もある。

4.5 新技術採用時のポイント

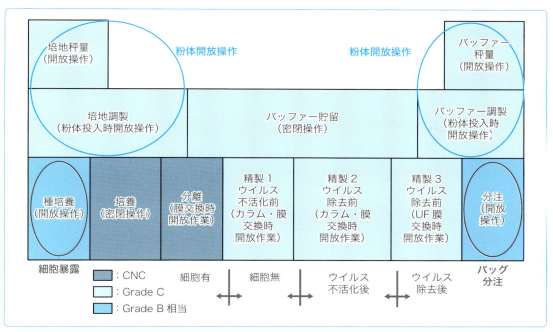

図 4.38 従来の施設コンセプト例（動物細胞培養により原薬を製造の場合）

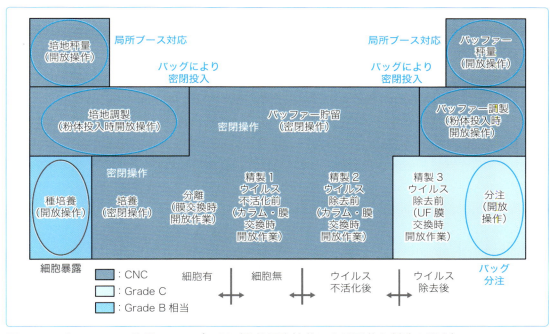

図 4.39 ボールルーム施設コンセプト例（動物細胞培養により原薬を製造の場合）

図4.39は極端な例であるが，培養と分離を統合し，精製をウイルス除去前まで統合する例は国内でも見られる。

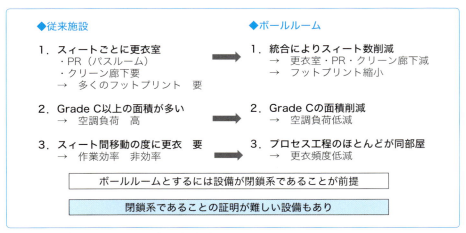

図 4.40 ボールルームを目指す推進力

　図 4.40 にバイオ医薬品用原薬製造会社がボールルームを目指す推進力となる項目をまとめる。まず1つ目は，フットプリント（建築物の土地占有面積）の削減効果にある。従来の施設であれば各スィートに更衣室とパスルームを設ける，クリーン廊下の考慮等が必要であり，多くのフットプリントが必要であったのを，ボールルームとすることでスィートを統合し，上記の付随する部屋を削減する。2つ目は，ボールルームにできる前提として設備が閉鎖系であることから，従来であれば開放操作のために多くの部屋をグレードC以上とし空調負荷を高くしていたのを，ボールルームとするとともに環境グレードを下げることも可能とし，結果，空調負荷を低減する。3つ目は，従来はスィートが多く，製造室間の移動のために更衣を繰り返す必要があり，そのため作業が非効率であったのを，ボールルームとすることにより同じ部屋内での作業を増やし，更衣頻度を低減し，作業を効率化する。

　ただし，閉鎖系であることを証明することが難しい設備もあり，適切にリスク評価しボールルームを構築する必要がある。

4.5.3　連続製造

　FDAは，医薬品に対する患者のアクセスを容易とする新技術（すなわち，薬価をなるべく抑制できる新技術）を推奨し，各医薬品会社はその新技術として連続製造に着目し，開発を進めている。日本においても，PMDAが連続製造を含む新技術の普及を主導するための専門グループを設立し，民間団体，学会等における議論の場も増え，活発に活動が行われている。

　このように連続製造は今，医薬品製造のホットトピックである。図4.41に連続製造

連続製造へ挑戦する理由

・迅速に上市 ―― ・治験と商用で同スケール

・信頼ある製品供給の保証 ―― ・再現性

・プロセス工程のコスト低減 ―― ・小スケール化により

SMCC とバッチ式クロマト比較結果

比較項目	SMCC	バッチ式クロマト
カラム径（m）	0.3	1.0
処理量（d/L-day）	1,532	342
フットプリント比（バッチ式を 1 として）	0.5	1.0
バッファー使用効率比（バッチ式を 1 として）	8	1

バッファー	40% 減
フットプリント	50% 減
培地使用量	40% 減
樹脂使用量	40% 減

BPI Conference 2014 Novasep 社発表内容より引用

小規模な市場を目指すためのコストダウンが推進力に

図 4.41　連続製造の事例

の事例を示す。連続製造のメリットとして以下の３点をあげる。

- ▶治験と商用間のスケールアップが不要なことによる上市の迅速化
- ▶製造方法確立後，良好な再現性による信頼ある製品供給の保証
- ▶装置サイズ縮小によるプロセス工程のコスト低減

コスト削減について，クロマトグラフィーのバッチ式と連続式を比較した結果，バッファー，培地，フットプリント，クロマト樹脂使用量が半分程度にまで削減できたという報告がある。

大規模な生産スケールにおいて，既存の大規模なステンレス培養槽およびそれに対応した精製設備をそのまま継続して使用し，小規模な生産スケールで製造する場合，コストダウンを推進力とし連続製造を検討する事例を見かける。現時点では，固形製剤において２件の連続製造による医薬品がFDAより商用承認を受けているが，バイオ医薬品についてはいまだ開発中で，以下の状況である。

(1) 連続製造プロセス開発状況

①培養工程

パーフュージョン培養は1980年代から存在し，すでに同培養法による医薬品製造が規制当局から承認を受けている製品もいくつか存在する。ただし，培養方法の複雑さと長時間運転に伴い汚染リスクが高いというデメリットより，その後2010年代以降の連続製造ブームが起こるまで，あまり例を見ることがなかった。

2014年，Genzyme社による連続培養の文献発表以降，いくつかのメガファーマによ

る連続培養開発の発表が行われている。また，サプライヤからはシングルユースのパーフュージョン培養装置が市販されている。

②分離工程

マルチユースのディスクタイプ連続遠心分離機は以前から採用されているが，前後の工程はバッチ式である。また，遠心分離機で細胞すべてを分離できるわけではなく，後段にデプスフィルター＋メンブレンフィルターを設置することが多い。2010年代以降のシングルユース技術の普及に伴い，洗浄バリデーションが必要なマルチユースの遠心分離機を使用しない前提で，プロセスを開発するケースが増えていった。

培養を含め連続化すると，連続運転可能な遠心分離機を再度必要とすると思われたが，連続化により同時に装置サイズも小さくするため，また前後の工程をシングルユース化しているため，結果的にシングルユースのデプスフィルター＋シングルユースのカートリッジフィルターを並列設置し，流路切替により疑似連続運転するか，1バッチに相当する運転時間の負荷に耐えられるサイズのフィルターを設置するケースが多い。

サプライヤ側は2016年以降，音波により連続的に細胞を沈降分離させる装置と，シングルユースの連続遠心分離機を発売し，これら装置を組み合わせることで後段のデプスフィルター本数を低減させる工夫をしている。

③クロマト工程

2010年代よりバイオ分野において，複数のクロマトカラムを流路切替により疑似連続化した連続クロマト装置をサプライヤが市販している。当時，日本でいち早く販売を開始したサプライヤの中には，販売時期が早すぎたためにユーザーのニーズがまだなく，日本市場から撤退したケースもあった。

2015年以降，世界的に連続製造がホットトピックとなり，各サプライヤが多くの疑似連続クロマト装置を発表している。また，製造品目切替時の洗浄バリデーションを考慮する必要がなくなることから，流路をシングルユースで構成する装置も市販している。

現在，カラム数は2〜16カラムまで幅広くラインアップがある。カラムが多いほど分離の効率化が望める一方，コストアップとなるため，費用対効果を製造品目に応じて判断することが重要である。

プロテインA樹脂量を最小化することによるコストメリットが大きいため，1段目のクロマト工程のみ連続装置を採用するといったハイブリッドの開発から参入しようとするケースもある。

④ウイルス不活化工程

これまで，プールタンクに一定時間（例：1時間）低pH（例：3.0〜3.5）を保持す

ることでウイルスを不活化することが多かったことから，同じ条件を達成する連続装置を，医薬品会社と装置サプライヤ，エンジニアリング会社が連携して開発し，特許出願している。特徴的なところは，不活化工程を達成するためのホールディングチューブはシングルユースであり，不活化するための保持時間を確保するためにチューブ長が長く，装置の小型化により流量が小さく細いチューブを使用している。そのため液は層流になり，ホールディングチューブ内でpH調整剤がプロセス液と均一混合することは望めない。したがってホールディングチューブの手前までに均一混合される必要があり，そのための工夫をしている。また，確実に不活化されたことを確認するため，ホールディングチューブ前後にpHセンサーを設置している。このオンラインモニタリングは製品の品質に影響する重要パラメーター（CPP）であり，制御用ではなくサンプリングし規格試験としてオフライン分析するpH計と同様の精度と堅牢性が求められる。

それ以外では，サプライヤがUV照射による連続ウイルス不活化装置を市販しているが，UVの連続照射がプロセス液の組成（糖鎖構造等）に影響を与えないか，開発時に確認することが必要であり，UVは固体の透過率が良くないため，汚れ等の影響がないか，UVの強度が運転中に一定に持続するか，適格性評価も必要となる。

⑤UF/DF工程

バッチ製造におけるUF/DF工程では，ポンプ循環によりUF膜の透過側から脱塩・濃縮・バッファー置換をしているが，同じ運転方法では連続製造に適用できない。そのため，本工程のみバッチ運転とする開発事例もあるが，SPTFF（Single Pass Tangential Flow Filtration）膜による連続脱塩，濃縮，バッファー置換を試みる事例もある。

(2) PAT機器の開発状況

バイオ医薬品用原薬製造において，原薬成分構成の複雑さ，不安定さにより，オンラインで原薬成分そのものを特定してモニタリング可能なPAT機器は現状存在しない。したがい従来のバッチ製造では，環境条件のオンラインモニタリングによりプロセス工程が堅牢であるとし，培養中，培養後のハーベスト液，各工程中のサンプリングによるオフライン分析，最終原薬の規格試験により，原薬の品質を保証する。

連続製造において上記を継承するのであれば，品質についての開発要素は従来通りであるが，連続で原薬が製造されても規格判定待ちであっては，出荷に時間がかかり，原薬保管スペースも減らず，連続製造のメリットが半減する。そのため，連続製造するのであればリアルタイムリリースを目指すのが自然な流れであり，以前は注目されなかったPAT機器が再度注目される傾向にある。例としてあげると，培養中のATP測定による生細胞濃度計，培養中のバイオマス測定用のFT-IR等がある。その他，精製ラインにサージタンクを設置し，サージタンク中の液をHPLCによりオンラインで凝集物，目的成分の濃度を測定する開発ケースもある。

現状，CQA（Critical Quality Attribute）またはCMA（Critical Material Attribute），CPP（Critical Process Parameter）のほとんどについて，原薬製造中にオンラインでのリアルタイムモニタリングが技術的にできず，これがバイオ医薬品用原薬の連続製造の実用化に対する最大の課題となる。これら分析項目は，サンプリングしオフライン分析することで確認できるが，分析結果が出るまで時間がかかる項目（微生物試験，ELISA：Enzyme-Linked Immunosorbent Assay，HPLC：High Performance Liquid Chromatography等）も多い。また，バッチ製造に比べ連続製造は運転時間が長くなることにより，外部環境からの汚染リスクが増大するため，バッチ製造以上に汚染防止を厳密に対応するか汚染時の検知能力を上げ，最終原薬の安全性を保証する必要がある。特に特定されない病原性ウイルス汚染に対しては迅速に検知することがほぼ不可能であり，リスク評価とその結果に応じたウイルスクリアランスが重要となる。

これらの課題を解決して初めて，バイオ医薬品用原薬の連続製造が商用化されるまで普及すると思われる。その他，開発初期はバッチ製造していたプロセスを，治験のどの段階から連続製造に切り替えるか，現在市販されている連続製造装置の最小能力，製造コスト，切り替えに伴う新たな確認項目（培地変更，運転時間，製造方法変更等）等，各種条件についてリスク評価し判断することに留意する必要がある。

4.5.4　モジュール工法

モジュール工法とは，設備および施設を建設予定地（現地）で施工するのではなく，あらかじめサプライヤの工場においてパッケージユニットに組み立て，そのままの形で現地へ搬入・据付する工法のことである。環境の整った工場で設備・施設を製作することにより，一定の品質確保と現地建設期間の短縮を可能とする。そのため，現地建設作業者の確保がクリティカルとなる地域においてメリットが大きい。

製造設備の一部をユニット化することは日揮をはじめとする各エンジニアリング会社で以前から実施している。さらに海外では製造設備と空調，ユーティリティ，内装を一体化したモジュール工法を多く採用し，その中の顕著な例として，ファイザー社がGEA社（固形剤製造設備のサプライヤ）とG-CON社（コンテナタイプモジュールのサプライヤ）と提携し，世界中の複数の自社工場へ同じコンセプトのモジュールを製造・設置した事例もある。

モジュール工法の模式的な例を図4.42に示す。倉庫のような大空間の建屋は現地で建設し，そこへ内装と設備を総合したモジュールを設置する。

1モジュールは，真ん中が工程室であり，そこに隣接してパスルームと更衣室をモジュール内に設置する。

1モジュールはサイズ・形状を同じ設計とするため，将来，製造対象の変更等により

4.5 新技術採用時のポイント

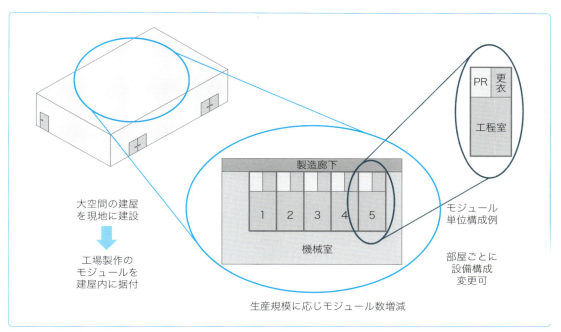

図 4.42 モジュール工法模式図

レイアウトを変更する場合，既存工法よりも容易に変更可能である。また，その建屋では使用しなくなったモジュールを，別のサイトへ移動し，再度設置することも既存工法に比べ容易である。

上記のさまざまなメリットを考慮し，バイオ医薬品製造施設においてもシングルユース技術の浸透に伴い，シングルユース機器＋モジュール工法が海外で浸透している。

それではなぜ，日本では採用が進まないのか。最も大きな理由は，道路輸送上の制限による（表4.5）。日本の道路交通法では，以下の制限がある。ただし，指定道路の場合，またトレーラーの種類により，長さ，高さ，総重量の制限値は変わる。

- 幅：2.5m以内（積載物，車両どちらの幅も）
- 長さ：12m以内（車両長さの規制：積載物は車両長さの1.1倍以内）
- 高さ：3.6m以内（車両の荷台高さ含めた積載物高さ）
- 総重量：20t以内

上記制限を超えて輸送する場合，建設地だけでなく，出発地から途中通過する道路の道路管轄者（警察署，国土交通省道路局，国土交通省自動車局）すべてへ特殊な輸送をする旨の申請が必要であり，輸送する際は該当する道路における一般車両の通行を制限してもらう必要がある。そのための護送車両も必要となる。場所によってはサイズ的に通過できない道路もあるかもしれず，輸送経路の事前調査を入念に行う必要がある。モジュールが1基で済むならそのような対応もするであろうが，数十基から100基以上の

第4章　バイオ医薬品用原薬製造工場の施設・設備設計のポイント

表 4.5　モジュール輸送に関する国内法規

項目 【対象】	法令・基準 【道路通行】	法令・基準 【積載物】	法令・基準 【車両】	制限外許可 【道路通行】	制限外許可 【積載物】
法規	道路法第 47 条 2 項 車両制限令第 3 条 省令第 1 条，第 2 条	道路交通法 第 57 条， 第 59 条	道路運送車 両の保安基 準第 55 条	道路法第 47 条の 2 第 1 項 「特殊車両通行許可制度」 道路管理者に許可を申請	道路交通法第 57 条第 3 項 「制限外積載許可制度」 出発地警察署に許可を申請
最大幅	2.5m	積載物 ≦車体幅	2.5m	2.5m	積載物 ≦ 3.5m
最大長さ	12.0m ※セミトレーラー：16.5m ※フルトレーラー：18m	積載物 ≦車長 1.1 倍	12m	セミトレーラー：17m フルトレーラー：18m	積載物≦車長の 1.5 倍 前後とも車長の 1.3 倍まで 左右とも車幅の 0.5m 以内
最大高さ	3.8m ※指定道路：4.1m	積載物 ≦ 3.8m ※指定道路： 4.1m	3.8m	4.1m	積載物 ≦ 4.3m
最大総重量	20t ※指定道路：25t ※連結車：27t	保安基準に準拠	25t ※連結車： 28t	最大 44t（車種による）	規定なし
最大軸重量	10t	規定なし	10t	10t	規定なし
最大輪荷重	5t/ 車輪	規定なし	5t／車輪	5t／車輪	規定なし
最小回転半径	12.0m	規定なし	12.0m	12.0m	規定なし

　モジュールを通行制限して運搬することは非現実的である。もちろん，モジュールサイズが道路交通法の制限範囲内で製作できれば良く，小規模の施設であれば可能かもしれないが，医薬品製造施設へ適用するのであれば数百基必要となり，それを製作する工場の確保も難しく，手間の割にコストと納期に見合わないと思われる。そのような理由により，日本では既存の現地施工とするか，納期を最優先とする場合であっても，内装をパネルとし天井・壁を工場製作することで，現地建設期間を短縮するのが一般的である。

4.6　その他の設計のポイント

　製薬用水，ユーティリティ，排水の設計のポイントに関し，バイオ医薬品用原薬の製造独自の留意点があるため，以下の通り紹介する。

4.6.1 製薬用水

　表4.6に動物細胞培養により原薬を製造する場合に使用される製薬用水と，微生物培養により原薬を製造する場合に使用される製薬用水について比較する。出典にISPE Baseline Guide Vol.6 Biopharmaceutical Manufacturing Facilitiesである。微生物培養に飲料水を使用することは，例えばクラシカル醗酵のようなケースがあり，ICH Q7において記載にあるように，品質に影響を与えない製薬用水として許容される。その他，脱イオン水，脱塩水といった精製水までの品質ではないが，プロセスの目的に応じて品質が確保された水を使用することもある。動物細胞培養は感受性が高く，精製水（通常，エンドトキシン管理された精製水）以上が求められる。精製以降は注射剤原薬としてエンドトキシンを管理した精製水以上が求められるが，最終原薬までを見据えWFI（注射用水）を使用する場合がほとんどである。

　洗浄水は，初期洗浄水と最終リンス水で要件が異なり，最終リンス水は局方二製造工程で原料水となる水が求められるが，初期洗浄水は次工程以降で置換される前提のため，それ自体が汚染源とならない水であれば良い。そのため，飲料水以上で十分である。

　ガイドライン，FDA，コンサルタントからのコメントによる一般要求を以下にまとめると，原薬に使用する製薬用水の品質は飲料水レベルが最低グレードとされるが，細胞培養および精製の原料水と機器洗浄の最終リンス水はWFI Quality Waterを信用するのが業界標準であり，最終精製工程の水は，生菌数，特定微生物，エンドトキシンについてモニタリングし管理する必要があり，WFI Quality Waterを使用する場合，FDA

表4.6　各工程に使用する製薬用水の水質

水の用途：	動物細胞	微生物細胞
培　養	精製水，高度精製水[1]またはWFI	飲料水[6]，プロセス水[3]または精製水
ハーベスト/回収及び一次精製	前工程に用いられたものと同じ水[2]	前工程に用いられたものと同じ水[2]
最終精製	精製水[4,5]	
洗浄の最初のフラッシング	飲料水[6]またはそれ以上	
洗浄の最終のリンス	製造工程に用いられたもの	

1) 高度精製水はWFIの製品規格に適合するものであり，代替的手段によって製造され，供給されるものである。但し，この水はウイルスを除去するために加熱処理しなければならない。
2) プロセスによってバイオバーデンや発熱性物質を除去できなくなる精製工程では，最終的な水質に切り替える。
3) プロセス水は，飲料水の保管から脱イオン水（deionized, DI）または脱塩水まで，様々な手段によって用意することができる。
4) エンドトキシンのNMTが0.25EU/mLで，特定微生物を管理した精製水（CPMP/QWP/158/01, 2002年）
5) 最終剤形に適していれば，より低い品質の水を使用してもよい。
6) 地方の規則によって定義される飲料（飲用）水。プロセスに適した定義の品質に合うよう，監視と管理を行わなければならない。

ISPE Baseline Guide Vol.6「Biopharmaceutical Manufacturing Facilities　バイオ医薬設備」[4.21]より

はUSP（米国薬局方）で規定するWFIと同じ水質試験とモニタリングを要求するであろうし，ピュアスチームの凝縮水はWFI Quality Water相当の水質とする必要がある。

これらの要求により，原料水および最終リンス水はWFI Quality Waterとし，初期洗浄および洗浄用NaOH仕込水，1次洗浄水は精製水，ピュアスチームはWFI Quality Waterの水質が確認できるようサンプリング可能とするよう考慮する。

なお，WFI Quality Waterは結局WFI同等であるため，三極（日米欧）対応であれば蒸留法で製造するのが現状，妥当である。

EP（欧州薬局方）では2017年より蒸留法以外のWFI製造を認めるようになったが，EMAによるQ&Aにおいて蒸留法と同等の品質であることを証明することが求められており，それが単に水質に限らず以前から欧州において超ろ過法に対する懸念としてあがっていたシステムとしての堅牢性まで求めるであろうことが予想されるため，欧州の成功事例を待ってから超ろ過法に切り替えるのが賢明と考えられる。

ピュアスチームの品質については，日米欧とも局方（日本薬局方は参考情報）において物理的品質として乾燥度，非凝縮性ガス濃度，過熱度があげられている。判定基準については，局方に具体的な数値の記載はなく，HTM2010 [4.15] またはEN285 [4.16] に記載されている以下の数値を基準とするのが通常である。また，同規格に測定方法と算出式も明記されている。

非凝縮性ガス濃度の判定基準は厳しい数値であるため，測定時は十分注意が必要である。

- 乾燥度：金属負荷であれば0.95以上，それ以外で0.9以上
- 非凝縮性ガス濃度：3.5vol（ガス）/vol（ガス＋凝縮水）%
- 過熱度：大気圧下において25℃以下

4.6.2 ユーティリティ

バイオ医薬品用原薬製造に使用されるユーティリティとしては，製薬用水以外に以下があげられる。

- ▶空気
- ▶酸素
- ▶二酸化炭素
- ▶窒素
- ▶冷水／温水
- ▶蒸気
- ▶電気

4.6　その他の設計のポイント　**163**

　各ユーティリティの品質要件は，他の原薬または製剤とほとんど変わりない。バイオに限らないが，プロセス液に接するガス（バイオの場合，空気，酸素，二酸化炭素，窒素等）の物理的品質として，水分と油分，微粒子があげられ，その基準として医療用ガスの基準が参考にされることに留意が必要である。また特記事項として，製造室のバイオバーデン管理を考慮し，ジャケット冷却水の原水に飲用水を求める場合もあることに留意が必要である。

4.6.3　排水

　バイオ医薬品用原薬製造特有の排水設計における考慮として，バイオハザード対応または細胞液の拡散防止を目的とした排水の不活化があげられる。不活化の方法としては熱と薬液どちらか，もしくは両方の組み合わせとすることが一般的である。

　図4.43に，代表的な洗浄手順における洗浄排水の処理例を示す。例えばGILSP対応のバイオ医薬品用原薬製造設備において培養から分離工程まではハザード対象である。同工程ではハザード対象となる生物体の存在の可能性がある薬液洗浄後の圧縮エアによるブローまで，排水不活化設備へ排水を排出する。その後の精製水による置換（1次リンス）工程以降は，バイオハザード対象となる生物体の存在の可能性がないため，一般

代表的な洗浄手順（例）

粗洗浄 → ブロー → 薬液洗浄 → ブロー → 1次リンス → ブロー → 最終リンス → ブロー

流体	精製水	圧縮エア	洗浄薬液	圧縮エア	精製水	圧縮エア	WFI	圧縮ニア
目的	残液粗排出	残液排出	化学的洗浄	残液排出	洗浄薬液排出	残液排出	製造用水へ置換	残液排出
温度等	常温	−	1%NaOH 60〜80℃	−	常温	−	80〜90℃	−

　対象設備および微生物／細胞に応じ洗浄排水の不活化範囲を考慮
　・GILSP　…　**培養／分離工程**　高温薬液洗浄条件下で不活化
　　　　　　　　　　⇒　2次ブローまで不活化排水，1次リンス以降は不活化不要
　・GILSP　…　**精製工程**　粗洗浄から不活化は不要。

　・一定加熱のみで不活化　…　加熱後の排水 まで不活化排水

その他の廃液処理設備構成の注意点（対象により必須）
・拡散防止の観点より屋内に不活化設備を設置（屋外設置の場合は防液堤設置）
・配管は溶接接合
・不活化設備において処理廃液のサンプリング可
・ベントフィルター交換・メンテナンス時の入槽時の不活化対応

図4.43　洗浄排水の不活化例

の化学系排水へ排出する。一方，精製工程ではハザード対象となる生物体が存在しないため，プロセス工程はすべてバイオハザード対象外とする。そのため洗浄初期（粗洗浄）排水から一般の化学系排水へ排出する。それ以外の設計上の考慮として以下をあげる。

▶拡散防止の観点より，排水不活化設備は屋内もしくは屋外であれば防液堤内とする。
▶配管は漏洩があっても環境へ拡散しない場所でフランジ接続とするほかは，溶接接合とする。
▶不活化設備の効果を確認できるよう，サンプリングできるよう考慮する。
▶不活化設備のベントフィルター交換時，メンテナンス時の入槽時，開放される範囲が開放前に不活化できるよう考慮する。

4.7 おわりに

　バイオ医薬品業界は日進月歩のスピードで技術革新が行われている。そのため，本稿で課題にあげた項目も出版の頃にはいくつか解決されているかもしれない。それでも，バイオ医薬品用原薬特有の品質の不安定さ，製造工程の複雑さが変わるわけではないため，製品の品質を確保するための思想は変わらないと考える。

　今後も最新のバイオ医薬品用原薬製造技術が出現した際，その技術を採用する上で品質がどのように維持されるか着目する必要がある。

［加藤泰史］

用語解説

規制に関連する基礎的な用語，および読者にとってあまりなじみがないであろうバイオ医薬品用原薬に関する用語について，以下の通り解説する。

(4.1) セルバンク

細胞（ヒト細胞，遺伝子組換え動物細胞等に加え大腸菌等の微生物も含む）を種の保存，学術実験または工業的に利用等の目的のため，専用のバイアルに入れ凍結保管したもの。

セルバンクにはマスターセルバンク（MCB）とワーキングセルバンク（WCB）がある。

MCB（通常数百本以上のバイアルにて凍結保管）から1本のバイアルを取り出して融解し増殖させWCBを作製する。WCBとする細胞は再度凍結保管される。利用時は同様に1本のバイアルをWCBから取り出し融解し使用する。このように保存されたセルバンクから培養することで，安定した品質の目的で製造することが可能である。

(4.2) 播種

細胞を増殖させる培地へ接種すること。細胞を増殖させた培養液を，次工程の培地が充填された容器へ移送する作業も同様に「播種」と呼ぶ。「植菌」と呼ぶ場合もある。

(4.3) ICH

International Council for Harmonization of Technical Requirements for Pharmaceuticals for Human Use（医薬品規制調和国際会議）の略称。ICHは，医薬品規制当局と製薬業界の代表者が協働し，医薬品規制に関するガイドラインを科学的・技術的な観点から作成する国際会議である。

ICHの目的は，新医薬品を時宜に即し，また継続的に患者が利用できるようにすること，ヒトにおける不必要な臨床試験の重複を避けること，安全性，有効性及び品質の高い医薬品が効率的に開発，登録及び製造されること，及び安全性及び有効性が損なわれることなく動物試験が軽減されることに資する技術的要件における国際調和を促進することで公衆衛生を促進することである。

ICHが発足した経緯は以下の通りである。

日本・米国・ヨーロッパでは，医薬品の販売開始前に政府による評価・承認を行うため，それぞれ独自に法制度を整備してきた。特に1960年代から1970年代にかけては，各国で急速に法令やガイドラインが整備され，新医薬品の品質，有効性および安全性についてのデータ報告・評価の体制が整えた。しかし，新医薬品の品質，有効性，安全性を評価するという基本は共通であったものの，承認申請の際の詳細な技術的要件は地域により異なっていた。製薬企業の国際化に伴い，各地域の規制要件を満たすため，時間とコストのかかる重複した試験を数多く行う必要があった。

そのため，拡大する医薬品開発コストへの懸念を背景に，必要な患者に安全で有効な新医薬品をより早く提供するため，各地域の医薬品承認審査の基準の合理化・標準化が必要となり，1990年4月，日本・米国・ヨーロッパの各医薬品規制当局と業界団体の6者によりICHが発足した。

ICHは新医薬品の品質・有効性・安全性の評価にかかわる技術的なガイドラインだけでなく，最近では承認申請資料の形式，市販後安全体制などの調和も進めており，またICHに参加していない国・地域との交流，情報の共有化が進んでいる[5.1]。

(4.4)　GMP

Good Manufacturing Practiceの略。

製造所における製造管理及び品質管理の基準を示す。

歴史的に医薬品品質を確保する目的で，規格に基づく品質試験を行うことに特に注意がはらわれてきたが，品質試験のみに頼る品質保証は十分でなく，原料受入れから製造，包装，品質試験，最終製品の出荷にいたる全工程にわたる組織的な管理を行わなければならないという認識の高まりから，1963年に米国で初めてGMPが体系化され，その後各国においてそれぞれの事情に応じたGMPが適用されている。

GMPでは，人為的な誤りを最小限にし，医薬品に対する汚染を防止した上で，高い品質を保証する体系を設計することを要求している[5.2]。

(4.5)　PIC/S

Pharmaceutical Inspection Convention and Pharmaceutical Inspection Co-operation Scheme（医薬品査察協定及び医薬品査察協同スキーム）の略。

医薬品分野における調和されたGMP基準及び査察当局の品質システムの国際的な開発・実施・保守を目的とした査察当局間の非公式な協力の枠組みである。

PIC/Sは1970年10月に結成され，2017年9月時点において全世界46カ国（49当局）が加盟している。日本も2014年7月1日より加盟。

PIC/Sは加盟当局間の協力関係を強化しGMP基準の国際化を推進するものであるが，法的な拘束力は持たない。しかしながら，加盟当局が増えた現在において，PIC/S-GMPはGMPの国際標準と考えてよく，日本もPIC/S-GMPに準拠した製造管理及び品質管理が求められている[5.3]。

(4.6)　ハーベスト

培養終了後の培養液より細胞または細胞組成物を除去，または細胞破壊後の細胞組成物を採集すること[5.4]。

(4.7) エンドトキシン

エンドトキシンはグラム陰性菌の細胞壁を構成するリボ多糖である。Lipopolysaccharide とも呼ばれ，通称LPSと呼ばれる。

エンドトキシンは代表的な発熱性物質であり，ピコグラム（pg：10^{-12}g）やナノグラム（ng：10^{-9}g）という微量でも血中に入ることで，発熱などの種々の生体反応を引き起こす。

エンドトキシンの特徴として，高い耐熱性があげられる。オートクレーブ処理程度では完全に失活せず，完全に失活するには250℃以上で30分以上の乾熱滅菌が必要。グラム陰性菌はどこにでも存在するものであり，菌が死んでもエンドトキシンは残る[5.5]。

(4.8) ISPE

International Society for Pharmaceutical Engineering, Inc.（国際製薬技術協会）の略称。1980年に米国で誕生した世界90カ国に22,000名の会員を有する世界最大の非営利教育ボランティア団体。

ISPEの活動の特徴は，COP（Communities of Practice）と呼ばれる技術者，専門家の実践的な情報知識のネットワーク組織で，それぞれの専門領域における課題に協働して取り組んでいる。その成果は，FDAをはじめ，世界の規制当局からも高い評価を受けており，ヘルスケア製品の製造に関わる新技術やプロセス，最新の規制動向に関する情報を，規制当局をパートナーとして，協働して収集，意見交換し，具体的適用についての数々のベースラインガイドが策定されている。GAMP（Good Automated Manufacturing Practice）は，それらの成果の1つ[5.6]。

(4.9) FDA

Food and Drug Administrationの略称。HHS（Department of Health and Human Servicesアメリカ合衆国保健福祉省）配下の政府機関。Federal Food, Drug and Cosmetic Act（連邦食品・医薬品・化粧品法）を根拠とし，医薬品および動物用医薬品，生物学的製剤，医療機器，食品，化粧品の有効性，安全性，およびそれらに関し米国民の健康を守ることを責務とする[5.7]。

(4.10) カルタヘナ議定書

遺伝子組換え生物等（現代のバイオテクノロジーにより改変された生物（Living Modified Organism。以下，LMOという。））が生物の多様性の保全および持続可能な利用に及ぼす可能性のある悪影響を防止するための措置を規定しており，生物の多様性に関する条約（以下，生物多様性条約という。）第19条3に基づく交渉において作成されたもの。

当初は，1999年2月にカルタヘナ（コロンビア）で行われた第6回作業部会の直後

に開催された生物多様性条約特別締約国会議においてこの議定書を採択することが目指されたが，交渉参加国間の意見の隔たりが大きく，同締約国会議において交渉はまとまらなかった。その後，数度の非公式会合における協議を経て，2000年1月にモントリオールで開催された生物多様性条約特別締約国会議再開会合において議定書は採択された。

日本は2003年11月21日に本議定書を締結し，2004年2月19日に発効した[5.8]。

(4.11) ファージ

正式にはバクテリオファージと呼ぶ。

一般に細菌に感染して，その中で増殖するウイルスをバクテリオファージ（bacteriophage）と呼ぶ。バクテリオファージには細菌に感染して，その中で増殖して細菌を殺し，次々と他の細菌に感染を続ける毒性ファージ（virulent phage）と，感染した細菌内で，細菌の染色体に組込まれ（溶原化という），細菌と同じ速度で分裂するが紫外線などの照射を行うと，ファージは染色体から離脱して，毒性ファージのように細菌内で増殖して，細胞を破壊して外部に出て，他の細菌に感染する溶原性ファージ（lysogenic phage または temperate phage）とがある。

バクテリオファージが遺伝学的に有用な材料として取り扱われたのは，λファージなどの溶原性ファージで，宿主細菌の染色体に組込まれて，あたかも細菌の染色体の一部として増殖し，それが再び染色体から離脱して単独で行動することができるため，同ファージに別の遺伝子を組込ませて感染させると，その遺伝子を細菌にもち込むことができる遺伝子の運び屋（ベクター）としての役割があるからである[5.9]。

(4.12) プラスミド

プラスミド（plasmid）は細胞内で複製され，娘細胞に分配される染色体以外のDNA分子の総称。1952年にジョシュア・レーダーバーグによって提案された。

細菌や酵母の細胞質内に存在し，核様態のDNAとは独立して自律的に複製を行う。一般に環状2本鎖構造をとる。細菌の接合を起こすもの，抗生物質に対する耐性を宿主にもたらすものなどがある。

遺伝子工学分野においては，遺伝子組み換えの際に多く用いられる。さまざまな人工的な改変がなされたプラスミドが多く作られており，研究用キットとして市販されている。細菌のみではなく酵母や哺乳類の細胞内で複製・維持されるものもある[5.10]。

(4.13) ベクター

ベクター（vector）とは，ラテン語の運び屋（vehere）に由来し，遺伝子組換え技術に用いられる，組換えDNAを増幅・維持・導入させる核酸分子。挿入するDNA断片の大きさや挿入の目的によって，それを挿入するためにさまざまな特徴を付加された

媒体がベクターとして使い分けられる。また，単なるライブラリーをつくるためのベクターや，ひとまずクローニングするためのベクター，挿入したDNA断片からタンパク質を翻訳させる発現ベクターなどがある[5.11]。

(4.14) SPG（Shirasu Porous Glass）

SPGとは，昭和56年，宮崎県工業試験場（現宮崎県工業技術センター）が南九州に豊富なシラスを主原料に開発した新素材でShirasu Porous Glass（シラス多孔質ガラス）の略称。

SPGは，ミクロンサイズの均一な細孔を無数に有し，その大きさを自由に変えられることから，機能性ガラスとして応用されている[5.12]。

(4.15) HTM2010

HTMはHealth Technical Memorandumの略称。

HTM2010は高圧蒸気滅菌器の英国基準を示す。その中の9章において，高圧蒸気滅菌に使用する蒸気の物理的品質の基準および試験方法について明記されている。

各物理的品質項目は以下の通り。

- ・非凝縮性ガス濃度
- ・過熱度
- ・乾燥度

(4.16) EN285

EN規格は欧州の統一規格であり，EN285は大型高圧蒸気滅菌器に関する規格を示す。その中の24章において，高圧蒸気滅菌に使用する蒸気の物理的品質の基準および試験方法について明記されている。

各物理的品質項目は以下の通り。

- ・非凝縮性ガス濃度
- ・乾燥度
- ・過熱度

同規格の24.4において，凝縮水のサンプリング方法について記載されている。

参考文献
引用資料

参考文献，引用資料

2.1) http://www.freund.co.jp/machinery/drier/flowdrier.html
フロイント産業株式会社ウェブサイト

2.2) https://www.tokujuk.co.jp/products/mixer/V/post-3.html
株式会社徳寿工業所ウェブサイト

2.3) http://www.yamakin.co.jp/business/bulk.html
山崎金属産業株式会社ウェブサイト

2.4) http://www.toyohi.co.jp/products/mix/isl-2.html
東洋ハイテック株式会社ウェブサイト

2.5) http://www.shiko.biz/agv/case_detail.html?id=228
株式会社シコウ　ウェブサイト

2.6) http://www.shiko.biz/agv/index.html
株式会社シコウ　ウェブサイト

2.7) http://www.airtech.co.jp/products/airshower/1006/
日本エアーテック株式会社ウェブサイト

2.8) http://www.omni-yoshida.co.jp/seihin/pallethru/index.html
オムニヨシダ株式会社ウェブサイト

2.9) http://www.e-bls.co.jp/products/rider.html#
株式会社ブレス　ウェブサイト

2.10) http://www.hyk.co.jp/products/category3/301.html
林薬品機械株式会社ウェブサイト

2.11) http://fukuchi-s.com/seihin-006.html
株式会社フクチ産業ウェブサイト

2.12) http://www.hyk.co.jp/products/category3/303.html
林薬品機械株式会社ウェブサイト

2.13) http://nissei-kouki.com/
日精工機株式会社ウェブサイト

2.14) http://www.mutual.co.jp/product/deduster-pfc/
株式会社ミューチュアル　ウェブサイト

3.1) EMA ANNEX TO NOTE FOR GUIDANCE: DEVELOPMENT PHARMACEUTICS FOR VETERINARY MEDICINAL PRODUCTS: DECISION TREES FOR THE SELECTION OF STERILISATION METHODS (2000)

3.2) PIC/S RECOMMENDATION GMP ANNEX 1 REVISION 2008, INTERPRETATION OF MOST IMPORTANT CHANGES FOR THE MANUFACTURE OF STERILE MEDICINAL PRODUCTS (2010)

3.3)　ISPE Baseline Guide Volume 3: Sterile Product Manufacturing Facilities (2018)

3.4)　PHSS Restricted Access Barrier Systems（RABS）Technical Monograph No.15（2011）

3.5)　Restricted Access Barrier Systems（RABS）& Isolator Technology Chapter 9, ISPE Baseline Guide Seminar（2012）

4.1)　日本PDA製薬学会 バイオウイルス委員会：バイオ医薬品ハンドブック　第2版 ISBN978-4-8407-4906-0

4.2)　http://www.sci-tech.co.jp/product/cell-culture/cellroll.html
　　　株式会社サイテック　ウェブサイト

4.3)　https://www.alfalaval.com/globalassets/documents/products/separation/centrifugal-separators/disc-stack-separators/btux-305_pchs00094en.pdf
　　　アルファ・ラバル株式会社ウェブカタログ

4.4)　https://biotech.pall.com/en/depth-filtration.html
　　　日本ポール株式会社ウェブサイト

4.5)　http://www.smt-gr.co.jp/emulsification/product/production/000002.html
　　　株式会社エスエムテー　ウェブサイト

4.6)　http://www.asahi-kasei.co.jp/medical/manufacturing/product/mfsl/
　　　旭化成メディカル株式会社ウェブサイト

4.7)　角井一郎：GCTP概説　第2回, Pharm Tech Japan, Vol.31, No.10, じほう, P.49, 2015年

4.8)　AMED：再生医療等製品の無菌製造法に関する指針（案）第2版, 平成29年3月22日

4.9)　小嶋威：第8節　細胞加工施設におけるゾーニングおよび動線計画, バイオロジカルクリーンルームの設計・維持管理と作業員教育, 技術情報協会, P.132-134, 2018年2月28日

4.10)　https://www.gelifesciences.com/en/us/shop/cell-culture-and-fermentation/rocking-bioreactors/systems/readytoprocess-wave-25-rocker-p-05542
　　　GEヘルスケア・ジャパン株式会社ウェブサイト

4.11)　http://support.sartorius.co.jp/ja/products/bioprocess/crossflow-holders-systems/pdf/crossflow.pdf
　　　ザルトリウス・ステディム・ジャパン株式会社ウェブカタログ

4.12)　http://www.asahi-kasei.co.jp/medical/manufacturing/product/about/index.html
　　　旭化成メディカル株式会社ウェブサイト

4.13)　https://www.gelifesciences.com/en/us/shop/cell-culture-and-fermentation/

stirred-tank-bioreactors/stirred-tank-bioreactor-systems
GEヘルスケア・ジャパン株式会社ウェブサイト

4.14) https://www.gelifesciences.com/en/us/shop/chromatography/
chromatography-systems/akta-ready-single-use-system-p-05843
GEヘルスケア・ジャパン株式会社ウェブサイト

4.15) http://support.sartorius.co.jp/ja/products/bioprocess/single-use-
bioprocess-bags/pdf/cat_su.pdf
ザルトリウス・ステディム・ジャパン株式会社ウェブカタログ

4.16) http://www.merckmillipore.com/JP/ja/product/Lynx-S2S-Connector-for-
sterile-to-sterile-connection,MM_NF-C9502?CatalogCategoryID=
メルク株式会社ウェブサイト

4.17) https://www.merckmillipore.com/JP/ja
メルク株式会社ウェブサイト

4.18) https://shop.pall.com/us/en/biotech/single-use-solutions/connectors-and-
disconnectors/kleenpak-sterile-connectors-zidgri78l4j
日本ポール株式会社ウェブサイト

4.19) https://www.gelifesciences.com/en/us/shop/liquid-preparation-and-
management/tube-sealing-and-fusing-systems
GEヘルスケア・ジャパン株式会社ウェブサイト

4.20) http://www.hirayama-hmc.co.jp/products.a16_01.html
株式会社　平山製作所ウェブサイト

4.21) ISPE：Baseline Guide Volume 6 Biopharmaceutical Manufacturing Facilities

5.1) https://www.pmda.go.jp/int-activities/int-harmony/ich/0014.html
独立行政法人　医薬品医療機器総合機構ウェブサイト

5.2) 檜山行雄：医薬品の品質確保とGMP, Bull. Natl. Inst. Health Sci. 128, 1-16
(2010)

5.3) http://www.jga.gr.jp/jgapedia/column/_19336.html
日本ジェネリック製薬協会ウェブサイト

5.4) 原薬GMPのガイドライン：平成13年11月2日　医薬発第1200号

5.5) http://www.wako-chem.co.jp/lal/lal_knowledge/about_lal.html
和光純薬工業株式会社ウェブサイト

5.6) https://www.ispe.gr.jp/ISPE/06_admission/06_01.htm
ISPE日本本部ウェブサイト

5.7) ウィキペディア：アメリカ食品医薬品局

5.8) http://www.mofa.go.jp/mofaj/gaiko/kankyo/jyoyaku/cartagena.html
外務省ウェブサイト

5.9) https://www.nig.ac.jp/museum/history/07_c.html

国立遺伝学研究所ウェブサイト

(同サイトの文章は「基礎遺伝学」(黒田行昭著；近代遺伝学の流れ) 裳華房 (1995) より転載)

5.10) ウィキペディア：プラスミド

・Lederberg, L. 1952, Cell Genetics and Hereditary Symbiosis, Physiol. Rev. 32, 403-430

・James D. Watson et al., Molecular Biology of the Gene 5th edition

5.11) ウィキペディア：ベクター

・『生化学辞典 第4版』東京化学同人，2007年。ISBN978-4-8079-0670-3

5.12) http://www.geocities.jp/spgsub/spg-gijyutu/01-spg-spg080109.pdf

SPGテクノ株式会社ウェブサイト

英語索引

A

AGF···20, 21, 26
AGV···20, 21, 22, 69
at rest···31
Auto Guided Forklift·····························26
Auto Guided Vehicle·····················21, 69

B

Bio-burden Controlled Process·········135, 149
BSE···151
BSL···114

C

CIP··64, 139
Cleaning in Place·····························65
CMA···158
CNC···126
Controlled Not Classified·············126
CQA···158
Cross Contamination··························3

D

DO···138

E

Electric Polishing······························13
ELISA··158
EMA···57
EN285···170
EP···13
EU-GMP Annex 1·······························57
Extractables & Leachables··········151
FDA···168
FDA の無菌医薬品ガイダンス····76, 89, 92, 99
FIFO···37
First In First Out·······························37

G

GCTP 省令·······································131, 133
GILSP·······································113, 163
GMP··3, 131, 167
GMP の 3 原則·······································3

H

HCP···122
HEPA 付き台車·······························69
Host Cell Protein·····························122
HPLC···125
HTM2010··170

I

IBC···14
ICH···166
in operation···31
Intermediate Bulk Container·······14
ISPE···168

L

LGV···21

M

MF···122
Micro Filter···122

N

No Touch Transfer·······························80
NTT···80

P

PAT···157
PIC/S·······································57, 167
PIC/S-GMP Annex 1·····················57, 92
Press Through Package··················38

PTP···38

R

RABS·····························76, 84, 85, 92
Rapid Transfer Port·····················76, 87
Ready to Use容器···························79
Restricted Access Barrier Systems·······76, 84
Retention·································40
RTP·····························38, 76, 86, 87

S

SAL···60
SIP···139
SPG···170

SPTFF膜···157

U

UF···122
UF/DF·····························143, 157
Ultra Filter···122

W

Water for Injection·····················63
WCB···115
WFI·····························63, 161
WHO···57
Working Cell Bank·····················115

日本語索引

ア

アイソレータ·····················76, 88, 90, 92
安息角·····························14, 15

イ

異種タンパク質·····················122, 123
異物混入防止·····························29

ウ

ウイルス除去·····························143
ウイルス不活化工程·····················156

エ

エアシャワー·····················32, 100, 102
エアボーントランスファー·········3, 7, 45, 53
エアロック·····················32, 97, 102
遠心分離機·····················120, 121
エンドトキシン·····················161, 168

オ

オーバーガウン·····························104

オーバーキル·····························135

カ

カートリッジフィルター·····················120
架橋現象···48
嵩密度···15
固め嵩密度···15
カルタヘナ議定書·····················114, 168
カルタヘナ条約·····························113
カンガルー方式·····························16, 17
環境微生物···91
ガントチャート·····························12

キ

共通廊下レイアウト·····························29

ク

空気輸送···45
空調設計···52
グラビティー方式·····························17, 18
クリーンブース·····························85, 90
クリーンルーム·····························99

クリーン廊下······················154
グレードA空気··········75, 76, 77, 93, 94, 95
クローズド化·······················45
クロマトグラフィー·············123, 124

コ

高圧ホモジナイザー·················121
更衣·····················29, 102, 103
更衣室··························102
更衣手順························102
交叉汚染··········3, 7, 8, 26, 38, 40
工程室···························8
工程単位連続方式················17, 19
コーンバルブ······················27
固気比··························46
混合比··························46
コンテインメント···················97
混同防止······················28, 36
コンベヤ·························46
コンベヤ-プッシャー方式·······69, 70, 72, 73
コンベンショナルラミナーフローブース·····84

サ

最終滅菌法············56, 57, 58, 59, 94
最終リンス·······················65
再生医療等製品····················109
先入れ先出し······················37
作業時··························31
サンプリング······················36

シ

室圧差·························132
室間差圧·························53
自動化·························151
収缶容量·························15
充填率·························15
重要区域······················91, 131
蒸気滅菌························135
真空凍結乾燥·················68, 69, 71

シングルユース·····················147
シングルユース製品················81, 82
シングルユースバッグ···············146
振動コンベヤ······················47

ス

スィート·························152
垂直方式·························17
水平方式······················16, 17
スクリューコンベヤ··················46
スタッカークレーン········20, 21, 22, 23, 25
スタッカークレーン方式···············19
スプリットバルブ····················27

セ

生産計画シミュレーション··············44
生産シミュレーションガントチャート·······12
生産タイムチャート··················11
清浄度·························31
清浄度ゾーニング···················97
清浄度レベル······················91
精製水·························161
製造タイムチャート··················12
生物学的製剤·····················111
製薬用水······················160, 161
セルバンク·····················108, 166
洗浄室·························40
洗浄水·························161

ソ

倉庫·························36, 39
ゾーニング·········30, 31, 76, 90, 91, 127

チ

中空糸フィルター·············120, 121, 122
注射用水······················63, 161
超ろ過法························162
直接支援設備····················91, 131

テ

定置洗浄	139
定置滅菌	139
低濃度輸送	46
デプスフィルター	120, 121
電解研磨	13

ト

動線の分離	30
動物細胞培養	118
トラバーサ	21, 22, 23, 25
トンネル滅菌機	65, 100

ハ

パーフュージョン培養	117, 118
ハーベスト	122, 167
パールチェーン方式	19
バイオ医薬品	108
バイオセーフティ指針	113
バイオセーフティレベル	114
バイオバーデン	57, 58, 59, 122, 163
バイオハザード	163
排水	160, 163
培地充填試験	60
培地成分タンパク質	122
パイロジェン	63
爆発放散口	51
バケットコンベヤ	46
播種	108, 115, 166
パスボックス	32, 100
パスルーム	32, 100
発じん	31
バッチ式機器	8
バッチ生産	7
バッチ培養	117, 118
バリア	31
バリア機能	95
バリアボックス	38

ヒ

パレットチェンジャー	36
非作業時	31
微生物汚染管理	135
微生物培養	118
ピボットコンベヤ	46
ピュアスチーム	132
秤量	32

フ

ファージ	159
フィルタエレメント	34
フィルタ	100, 101
封じ込め	7, 31, 97
フェドバッチ培養	117, 118
不活化	163
フットプリント	154
物流シミュレーション	44
浮遊微粒子	91
プラグフロー	46
プラスミド	159
フラッシング	49
ブリッジ	48, 49
プレフィルドシリンジ	56
プロセスシミュレーションテスト	60
ブロック配置	37
プロテインA	123, 124
粉じん	7, 29
粉じん爆発	51

ヘ

ベクター	159
ベルトコンベヤ	48
偏析	50

ホ

ボールルームコンセプト	152, 153, 154
無菌ガイダンス	57

無菌更衣·····························102, 103, 105
無菌性保証水準·····························60
無菌操作等区域·····························131
無菌操作法·····················56, 57, 58, 59
無菌操作法による無菌医薬品の製造に
　関する指針·············75, 87, 88, 89, 91, 99
無塵更衣·····························102, 103

メ

メカニカルトランスファー·····3, 26, 27, 29, 40
メンブレンフィルタ·····························101

モ

モールフロー·····························26
モジュール工法·····························147, 158
モジュール式アイソレータ·····················83, 84

ユ

ユーティリティ·····························160, 162
緩み嵩密度·····························15

ヨ

容器仕様·····························12
容器容量·····························14

溶存酸素濃度·····························138

リ

リアルタイムリリース·····························157
リフタ·····························45

レ

レイアウト·····························34
連続ウイルス不活化装置·····························157
連続式乾熱滅菌機·····························65, 100
連続生産·····························7
連続製造·····················151, 152, 154, 155

ロ

廊下·····························28
ロエストコンセプト·····························17, 18
ローカルプロテクション·····························94, 95
ろ過滅菌·····························63

ワ

ワーキングセルバンク·····························115
ワンウェイレイアウト·····························29, 30
ワンルームワンマシン·····························8

医薬品製造工場の施設・設備設計のポイント
固形製剤・無菌製剤・バイオ原薬に関連して基本から応用まで

定価　本体6,000円（税別）

2018年 6 月26日　発　行
2019年10月10日　第 2 刷発行
2022年 4 月15日　第 3 刷発行

著　者　　日揮株式会社　井戸 真嗣　中村 健太郎　加藤 泰史

発行人　　武田 信

発行所　　株式会社 じほう

　　　　　　101-8421　東京都千代田区神田猿楽町1-5-15（猿楽町SSビル）
　　　　　　振替　00190-0-900481
　　　　　＜大阪支局＞
　　　　　　541-0044　大阪市中央区伏見町2-1-1（三井住友銀行高麗橋ビル）
　　　　　　お問い合わせ　https://www.jiho.co.jp/contact/

©2018　　　　　　　組版　スタジオ・コア　　印刷　（株）日本制作センター
Printed in Japan

本書の複写にかかる複製，上映，譲渡，公衆送信（送信可能化を含む）の各権利は
株式会社じほうが管理の委託を受けています。

JCOPY ＜出版者著作権管理機構 委託出版物＞
本書の無断複製は著作権法上での例外を除き禁じられています。
複製される場合は，そのつど事前に，出版者著作権管理機構（電話 03-5244-5088，
FAX 03-5244-5089，e-mail：info@jcopy.or.jp）の許諾を得てください。

万一落丁，乱丁の場合は，お取替えいたします。

ISBN 978-4-8407-5091-2